Dr. sc. med. Siegfried Wiesner
FA f. Innere Medizin
Karl-Marx-Str. 12 a
19406 Sternberg
Tel.: 0 38 47 / 22 33

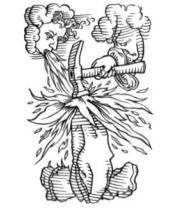

SCHWABE INTERDISZIPLINÄR

1

HERAUSGEGEBEN VON WOLFGANG ROTHER

SCHWABE VERLAG BASEL

JOSETTE BAER UND WOLFGANG ROTHER (HRSG.)

KÖRPER

ASPEKTE DER KÖRPERLICHKEIT
IN MEDIZIN UND KULTURWISSENSCHAFTEN

SCHWABE VERLAG BASEL

Publiziert mit Unterstützung der Hochschulstiftung der Universität Zürich
und des Zürcher Universitätsvereins

FSC MIX Aus verantwortungsvollen Quellen FSC® C068066

© 2012 Schwabe AG, Verlag, Basel
Gesamtherstellung: Schwabe AG, Druckerei, Muttenz/Basel
Printed in Switzerland
ISBN 978-3-7965-2826-2

www.schwabe.ch

Inhalt

Vorwort 7

Wolfgang Rother
Einleitung: Aspekte einer Metaphysik des Körpers 9

Peter Biro
Warum sich Atemweg und Magen-Darm-Trakt kreuzen
und für Kopfschmerzen bei den Anästhesisten sorgen 15

Stephan Vavricka
Trägt die Darmflora zu unserem Wohlbefinden bei? 33

Iris Ritzmann
Lesarten des Körpers im Zeitalter der Eugenik 43

Barbara Lay
Die Sorge um Figur und Gewicht
Welchen Einfluss haben gesellschaftliche Entwicklungen
auf das Körperbild? 65

Werner M. Egli
Körper, Trance und freie Rede
Schamanismus und Ahnenkult in Ost-Nepal 87

J. Jürgen Seidel
Religion und Erotik. Von der Lust und Last des Körpers 111

Jürg Berthold
Den eigenen Körper denken. Überlegungen zu Jean-Luc Nancy 121

Christina Vogel
«Je suis par moments dans le creux de ma main»
Paul Valérys Theorie der Hand 135

Josette Baer
Živena – die helfende weibliche Hand?
Zur Lage der Frauen in der Slowakei vor dem Ersten Weltkrieg 147

Wolfgang Rother
Der nackte Körper und die Frage nach der Wahrheit
Bemerkungen zu Degas, Nietzsche und Heidegger 173

Personenregister 193

Autorinnen und Autoren 197

Vorwort

Jede Wissenschaft, sofern im Zentrum ihrer Diskurse und Forschungsbemühungen der Mensch steht, hat in besonderem Maße menschlicher Körperlichkeit Rechnung zu tragen. Mag der Mensch auch mehr als nur Körper sein – sein Körper gehört so wesentlich zu ihm, dass er, solange er lebt, ohne seinen Körper nicht sein kann. Körperlichkeit ist der Inbegriff menschlicher Existenz – des Lebens und zugleich seiner Hinfälligkeit und Endlichkeit.

Die vorliegenden Aufsätze beleuchten unterschiedliche Aspekte menschlicher Körperlichkeit. Der wissenschaftliche Blick auf den Körper ist zunächst ein medizinischer. Am Anfang stehen daher zwei Beiträge, die sich mit den Grundfunktionen menschlichen Lebens befassen: Atmung, Ernährung und Verdauung (Peter Biro, Stephan Vavricka). Der Körper ist aber nicht nur ein biologisch-medizinisches Faktum, sondern, wie Iris Ritzmann in ihrem Beitrag zur Eugenik geltend macht, Gegenstand der Interpretation, die ein historisches Konstrukt und damit ideologieanfällig ist. In diesen Zusammenhang gehört auch das spannungsvolle Verhältnis von körperlicher Selbstwahrnehmung und kulturell bedingten Körperbildern, die in den heutigen westlichen Gesellschaften von einem durch die Medien vermittelten Schlankheitsideal geprägt sind (Barbara Lay). Ein Beitrag zur Ethnologie des Körpers (Werner M. Egli) zeigt in der Analyse eines Rituals der Sunuwar, wie Schamanen ihren Körper zur sinnlichen Kommunikation und freien Aussprache zum Zweck der Konfliktlösung einsetzen. Die Thematisierung des Körpers im Christentum ist wesentlich vom ambivalenten Verhältnis zwischen Religion und Erotik bestimmt (J. Jürgen Seidel). Zwei Beiträge befassen sich mit Aspekten des Körperdenkens in der französischen Philosophie und Literatur des 20. Jahrhunderts. Jürg Berthold nimmt Jean-Luc Nancys autobiographische Erfahrung einer Herztransplantation zum Ausgangspunkt für eigene Überlegungen zum Eigenen des eigenen Körpers. Christina Vogel zeigt, wie Paul Valéry vom lebendigen Körper her die Bewegungen des Denkens zu er- und begreifen sucht – die Hand spielt dabei eine zentrale

Rolle; sie ist nicht nur Schreibwerkzeug, sondern zugleich Denkorgan. Ursprünglich ist die Hand indes das Organ des Menschen als arbeitenden und sozialen Wesens: Josette Baer untersucht aus der Perspektive feministischer Historiographie die Bedeutung der Frauenassoziation *Živena*, die sich als tatkräftig zupackende, lindernde und stützende Hand in der slowakischen Nationalbewegung verstand. Den Abschluss bildet ein Aufsatz, der – ausgehend und inspiriert von Edgar Degas' «Nu de femme» (um 1885/86) – Variationen zum nackten Körper und zur Frage nach der Wahrheit bietet (Wolfgang Rother).

Die Beiträge des vorliegenden Bandes gehen auf eine Ringvorlesung der Privatdozierenden, Titularprofessorinnen und Titularprofessoren der Universität Zürich zurück, die im Herbstsemester 2011 stattfand. Die Herausgeberin und der Herausgeber – die sich zwar nicht an der Vorlesung, dafür aber an diesem Band beteiligt haben – danken den Kolleginnen und Kollegen, die an der Veranstaltung mitgewirkt und ihre Vorträge für die Veröffentlichung überarbeitet haben. Ebenso gilt ihr Dank dem Verein der Privatdozierenden der Universität Zürich für die Unterstützung der Ringvorlesung und ganz besonders der Hochschulstiftung der Universität Zürich und dem Zürcher Universitätsverein für die Finanzierung der Druckkosten.

Zürich, im März 2012　　　　　　　　　Josette Baer und Wolfgang Rother

Einleitung
Aspekte einer Metaphysik des Körpers

WOLFGANG ROTHER

Die Geisteswissenschaften haben den Körper als Körper aus dem Blick verloren. Symptomatisch für die Körpervergessenheit der neueren Philosophie ist das Fehlen des Lemmas 'Körper' im *Historischen Wörterbuch der Philosophie*.[1] Diese Verdrängung des Körpers aus der Philosophie dürfte fast so alt wie die Philosophie selbst sein. Von dem Parmenides-Schüler Melissos aus Samos wird überliefert, er habe aus der Einheit des Seins seine Körperlosigkeit abgeleitet.[2] Körper gibt es nicht, sie haben für Melissos keine ontologische Dignität. Diese radikale, der Evidenz widersprechende These von der Unkörperlichkeit des Seins wird, wenn auch in relativierter, modifizierter und revidierter Fassung, die Philosophie nachhaltig beeinflussen. Von philosophischem Interesse ist nicht der Körper als Körper, sondern nur der Körper in Differenz zum Geist und vor allem in seinem Verhältnis zur Seele. Diese ist Aristoteles zufolge die «Form des Körpers» (εἶδος σώματος), der seinerseits als «Zugrundeliegendes und Materie» (ὑποκείμενον καὶ ὕλη) gedacht wird.[3]

Diese Differenz zwischen dem Körper als einer bloßen, einer 'toten' Materie, der – wie es in der aristotelischen Definition der Seele heißt – «der Möglichkeit nach Leben hat» (δυνάμει ζωὴν ἔχοντος),[4] und dem wirklich beseelten Körper, bringt das Deutsche in der Unterscheidung zwischen Körper und Leib zum Ausdruck. Das aus dem Lateinischen

---

[1] Historisches Wörterbuch der Philosophie, I-XIII (Basel 1971-2007).
[2] Melissos: 30 B 9 Diels/Kranz.
[3] Aristoteles: De anima, II 1, 412a17-21.
[4] Ebd.

(*corpus*) entlehnte Wort 'Körper' wurde zunächst in der Tat in der Bedeutung von 'Leichnam' als totem Körper gebraucht,[5] also im Sinne der unbeseelten Materie, während das Wort 'Leib' (ahd. u. mhd. *lîp*) ursprünglich 'Leben' bedeutete. Daran erinnern beispielsweise das englische 'life' oder das Hendiadyoin 'Leib und Leben' oder auch das Wort 'entleiben' im Sinne von 'das Leben nehmen'.[6] Leib ist der lebendige Körper, der als beseelter stets in Verbindung mit der ihn belebenden und beseelenden Seele gedacht wird, während der Körper umgekehrt gerade an seine grundlegende Trennung von Geist und Seele denken lässt. Bezeichnenderweise wird der Körper im *Historischen Wörterbuch der Philosophie* unter dem Doppellemma 'Leib, Körper'[7] mitbehandelt – und auf diese Weise der Körper als bloßer Körper bewusst ausgeblendet.

Mit der Formel 'Metaphysik des Körpers' wird für einen Blick auf den Körper plädiert, der einerseits dekonstruierend hinter eine Philosophie des Leibes zurück- und andererseits über eine Physik des Körpers hinausgeht. Das heißt, der Körper ist sowohl aus den geisteswissenschaftlichen Leib- und Leib-Seele-Diskursen herauszulösen als auch aus seiner materialistischen Reduktion auf eine 'Maschine', die Gegenstand der Naturwissenschaften und der Medizin ist. Ein grundlegender Aspekt dieser Metaphysik des Körpers ist in Hegels Bestimmung des Körpers als «unmittelbares Dasein» angesprochen.

> Der Körper, insofern er unmittelbares Dasein ist, ist er dem Geist nicht angemessen; um williges Organ und beseeltes Mittel desselben zu sein, muss er erst von ihm *in Besitz genommen* werden […]. – Aber *für andere* bin ich wesentlich ein Freies in meinem Körper, wie ich ihn unmittelbar habe.[8]

Als unmittelbares Dasein ist der Körper – gegen Descartes, der ihn zur Gewinnung der Selbstgewissheit des Ich zum «Verschwinden» bringt[9] – konstitutiv für das Ich. Das Ich erfährt sich zunächst unmittelbar als Kör-

---

5 Vgl. Grimm: Deutsches Wörterbuch, XI 1834.
6 Vgl. ebd., XII 580-582; III 571.
7 Historisches Wörterbuch der Philosophie, V 173-185.
8 G. W. F. Hegel: Grundlinien der Philosophie des Rechts (1821) § 48, zit. Theorie Werkausgabe Suhrkamp (Frankfurt am Main 1970) VII 111.
9 Vgl. dazu im Beitrag von Jürg Berthold in diesem Band den Abschnitt «Vom Verschwinden des Körpers» (unten S. 121-124).

per, bevor es sich als Selbstbewusstsein erkennt. Diese Selbsterfahrung des Ich als Körper geht jener von Hegel angesprochenen Besitzergreifung des Körpers durch den Geist, der den Körper als «Mittel» und «williges Organ» instrumentalisiert, voraus. Diese Unmittelbarkeit des Daseins behält der Körper, namentlich in der Konstitution von Sozialität, denn, wie Hegel an der genannten Stelle geltend macht, «*für andere* bin ich wesentlich ein Freies in meinem Körper, wie ich ihn unmittelbar habe». Dass das Haben des Körpers in ein Sein als Körper übergeht, zeigt sich in der Begründung des Rechtsanspruchs auf körperliche Unversehrtheit, der die grundlegende Körperlichkeit des Ich voraussetzt: «*Meinem Körper* von anderen angetane Gewalt ist *Mir* angetane Gewalt.»[10] In der Rede von 'meinem Körper' zeigt sich, dass das Ich körperlich verfasst ist – und in dieser Unmittelbarkeit eben (noch) nicht leiblich-seelisch: Wenn mir körperliche Gewalt widerfährt, nimmt (zunächst) nicht meine Seele Schaden, sondern das Ich als Person, das in seinem unmittelbaren Dasein sein Körper ist.

Aber ist die idealistische Sicht auf den Körper angemessen? Gibt es tatsächlich so etwas wie eine körperliche Identität, ein körperliches Ich? Bin ich wirklich in meinem unmittelbaren Dasein mein Körper? Oder kann mir mein Körper, können mir Teile meines Körpers selbst fremd werden, indem ich mich auf meinen Körper oder meine Körperteile wie auf etwas Anderes beziehe?[11] Und was geschieht mit meinem Körper, wenn tatsächlich ein 'Fremdkörper' bleibend in ihn 'eindringt', wenn durch einen chirurgischen Eingriff ein Organ meines Körpers durch ein fremdes ersetzt wird?[12] Aber auch ohne die 'Eindringlinge', die sich dank moderner chirurgischer Transplantationstechnologie in unseren Körper einpflanzen lassen, ist unser Körper stets von einer Unzahl fremder Mikroorganismen bewohnt, deren Anzahl Zellen die Anzahl unserer 'eigenen' Zellen um ein Mehrfaches übersteigt, sodass man durchaus

---

10 G. W. F. Hegel: Grundlinien der Philosophie des Rechts, § 48, VII 112.
11 Vgl. dazu den Beitrag von Christina Vogel in diesem Band: «Je suis par moments dans le creux de ma main». Paul Valérys Theorie der Hand (S. 135-145).
12 Vgl. dazu den Beitrag von Jürg Berthold in diesem Band: Den eigenen Körper denken. Überlegungen zu Jean-Luc Nancy (S. 121-134).

sagen kann, dass unser Körper «mehr Bazille als Mensch» ist.[13] Ist das Ich in Wirklichkeit bereits in seinem unmittelbaren körperlichen Dasein sich selbst fremd und sogar fremdbestimmt, da diese Mikroorganismen, die unseren Darm besiedeln, möglicherweise – wie dies neuste medizinische Forschungen nahelegen – auch unsere psychische Verfasstheit und gar unser Erkenntnisvermögen beeinflussen?[14]

Die unter dem Titel einer 'Metaphysik des Körpers' vorgeschlagene Herauslösung des Körpers aus den traditionellen Leib-Seele-Diskursen hat vor allem auch eine genuin kritische Funktion. Ein Verständnis des Körpers als unmittelbares Dasein bewahrt vor Fehlschlüssen und falschen «Lesarten des Körpers»,[15] wie sie Physiognomik und Phrenologie praktizierten, indem sie von psychophysischen Determinismen und Korrelationen ausgingen, die ihrerseits die Grundlage wissenschaftlich unhaltbarer eugenischer Theorie und Praxis bildeten und – genährt von vulgärdarwinistischen Ideologien – bis hin zu rassistischen Körpertheorien degenerierten.

Der 'metaphysische' Blick auf den Körper als Körper eröffnet darüber hinaus grundlegende kulturkritische Perspektiven. Wenn ich mich zunächst als Körper erfahre und die anderen ebenfalls zunächst als Körper wahrnehme, entwickle ich komparativ und im Spiegel anderer Körper mein eigenes Körperbild. Aber ist dieses Körperbild wirklich mein eigenes und nicht vielmehr meine Haltung zu soziokulturell tradierten und Normativität beanspruchenden Körperidealen, denen ich mich gar nicht entziehen kann?[16] Denn auch die Kritik herrschender Körperideale bezieht sich auf diese Ideale als kulturelle Realitäten. Aber allen kulturellen Deformationen zum Trotz: Das Sein ist existentiell und essentiell auf seine körperliche Verfasstheit zurückgeworfen. Menschliche Körperlichkeit ist der Inbegriff menschlicher Endlichkeit und Hinfälligkeit. In der Körper-

---

13 Stephan Vavricka in diesem Band: Trägt die Darmflora zu unserem Wohlbefinden bei? S. 35.
14 Vgl. ebd., S. 40-41.
15 Vgl. dazu den Beitrag von Iris Ritzmann in diesem Band: Lesarten des Körpers im Zeitalter der Eugenik (S. 43-63).
16 Vgl. dazu den Beitrag von Barbara Lay in diesem Band: Die Sorge um Figur und Gewicht. Welchen Einfluss haben gesellschaftliche Entwicklungen auf das Körperbild? (S. 65-86).

lichkeit bringen sich das Sein zur Krankheit (gegen den Gesundheitswahn) und das Sein zum Tode (gegen den Jugendlichkeits- und Schönheitswahn) zum Ausdruck.

Um zum Schluss auf die eingangs angeführte These des Melissos von der Unkörperlichkeit des Seins zurückzukommen: Der religiöse Mythos erzählt die Geschichte – aller vermeintlichen Körperfeindlichkeit der (jüdisch-christlichen) Religion zum Trotz[17] – von der Körperlichkeit des Seins. Der Logos erschafft nicht nur «Himmel und Erde»,[18] d.h. die körperliche Welt, sondern er wird selbst «Fleisch» ($\sigma\acute{\alpha}\rho\xi$),[19] d.h., er konkretisiert sich als wirklicher Körper, der im religiösen Vollzug als solcher mit den Worten «Hoc est corpus meum»[20] vergegenwärtigt wird. Im Körper als *meinem* Körper ist das Ich in seiner Unmittelbarkeit da. «Leib bin ich ganz und gar» – dies könnte das Motto einer Metaphysik des Körpers sein.[21]

---

17 Vgl. dazu den Beitrag von J. Jürgen Seidel in diesem Band: Religion und Erotik. Von der Lust und Last des Körpers (S. 111-120).
18 Gen 1,1.
19 Joh 1,1 u. 14.
20 1 Kor 11,24.
21 Friedrich Nietzsche: Also sprach Zarathustra, in: Kritische Studienausgabe, hg. von Giorgio Colli und Mazzino Montinari, IV (München 1988) 39.

Warum sich Atemweg und Magen-Darm-Trakt kreuzen und für Kopfschmerzen bei den Anästhesisten sorgen

PETER BIRO

Den menschlichen Körper kann man aus verschiedensten Perspektiven betrachten, so zum Beispiel vom ästhetischen, vom anthropologischen und auch vom hygienischen Gesichtspunkt. Für mich als Anästhesisten naheliegender ist naturgemäß der anästhesiologische Blickwinkel, aber das allein wäre zu trivial und nicht interdisziplinär genug, um hier darüber referieren zu dürfen. Ich möchte stattdessen in einem breitangelegten interdisziplinären Ansatz, nämlich in einer etwas ungewöhnlichen Kombination von Anästhesiologie und Paläontologie, über einen speziellen Umstand der menschlichen Anatomie sprechen, der sich mit dem eigenartigen Befund befasst, dass wir Menschen, zusammen mit allen höheren Tieren wie Säugetieren, Reptilien und Vögeln über eine verkehrsreiche Kreuzung von Atemweg und Magen-Darm-Trakt verfügen, die vom logischen Standpunkt eigentlich keinen Sinn macht, sich in der Evolution aber – aus welchem Grund auch immer – mit einer erstaunlichen Ausschließlichkeit durchgesetzt hat. Diesem etwas obskuren Umstand möchte ich im Folgenden nachgehen.

Was die Anästhesie will und kann (und was sie nicht kann)

Wir Anästhesisten haben mitunter ernste Sorgen um das Wohlergehen unserer Patienten, und häufige Sorgen, zumal berufsbedingte, können mit der Zeit Kopfschmerzen verursachen. Dabei wollen wir das gar nicht. Was wir wirklich wollen, ist – in Übereinstimmung mit dem Wollen der Allgemeinheit – Friede, Freude, Eierkuchen. Selbstverständlich ist dies nur symbolisch gemeint. Die drei genannten Allegorien repräsentieren gewissermaßen die drei wesentlichen Komponenten der modernen Anästhesie, die wir uns herzustellen bemühen: 1. Bewusstlosigkeit, 2. Schmerzfreiheit und 3. Erhaltung der physischen und psychischen Unversehrtheit des Patienten. Nur wenn dies alles gewährleistet ist, kann der Patient, der sich uns für eine Narkose anvertraut hat, seinen chirurgischen Eingriff unbeschadet überstehen, und nur dann können unsere operativen Kollegen – die Chirurgen – ihre heilende Handlung unbesorgt durchführen.

Zum Erzielen des erstrebenswerten Zustands der operativen Anästhesie verwenden wir eine ganze Palette von neuartigen und sehr wirksamen Anästhesiemedikamenten, die wir entweder intravenös oder über die Atmung mittels raffinierter Abgabe- und Dosierungstechniken wie Verdampfer und computergesteuerte Pumpen verabfolgen. Dabei ist allerdings der Zustand der Narkose, oder zeitgemäßer ausgedrückt, der Allgemeinanästhesie, etwas ganz anderes als der normale Schlaf. In Narkose kann und soll man niemanden wecken können; es ist ein sorgfältig kontrolliertes, zeitlich begrenztes und in seiner Intensität bedarfsorientiert gesteuertes künstliches Koma, welches dadurch zustande kommt, dass bestimmte Teile des Nervensystems gewissermaßen zur Reduktion ihrer Aktivität gezwungen werden. Wir wissen auch heute noch nicht genau, was dabei auf molekularer Ebene passiert, aber immerhin ist so viel bekannt, dass Milliarden von Nervenzellen, die über Schaltstellen, sogenannte Synapsen, miteinander in Verbindung stehen, durch die Anästhesie dazu veranlasst werden, ihre Kommunikationsrate drastisch zu senken. Es werden ganze Betriebseinheiten stillgelegt und nur solche bleiben aktiv, die für Vitalfunktionen, also für die lebenserhaltenden Vorgänge, absolut unentbehrlich sind.

Solcherart können wir zwar etwas grobschlächtig, aber immerhin selektiv in die Aktivität des Nervensystems und anderer Organe eingreifen. Und weil die Anästhesie eine seit über 150 Jahren wissenschaftlich erforschte und auf millionenfach pragmatisch gesammelte Erfahrung basierende Disziplin ist, kann man wieder eine Allegorie bemühen, nämlich die, welche unser Handwerk als ein klassisches Beispiel der Vermählung von ärztlicher Kunst und Wissenschaft darstellt. Allerdings, wie bei jeder noch so harmonischen Paarung, lauern auch hier gewisse Gefahren und Ursachen von Disharmonie bzw. bestimmte Umstände, die Anlass zur

Sorge geben können. Denn so ganz wie wir uns das wünschen, ist die soeben erwähnte Selektivität bei der Beeinflussung des Nervensystems und der verschiedenen Organe begrenzt, und wir können die Beeinflussung dieser Organe nicht ganz sauber voneinander trennen. Die am meisten unbeabsichtigt betroffene Organfunktion ist dabei die Atmung. Anders als z.B. das Schlagen des Herzens oder die Aktivität des Kreislaufs wird die autonome Atemtätigkeit selbst von niedrigen Anästhetikummengen gebremst oder sogar ganz verhindert. Oft geschieht dies sogar mit Absicht, aber manchmal wird das auch als unvermeidbarer Begleitumstand akzeptiert und wenn nötig entsprechend behandelt. Diese Nebenwirkung der Anästhesie erfolgt einerseits durch Unterdrückung des halbautomatischen Atemantriebs im zentralen Nervensystem, andererseits aber auch durch mehr oder weniger ausgeprägte Erschlaffung der gesamten Muskulatur einschließlich der Atemmuskeln. Hinzu kommt, dass bei vielen Anästhesien auch noch sogenannte Muskelrelaxanzien eingesetzt werden; diese verhindern jede noch so kleinste Regung, und im Bedarfsfall erzeugen sie eine ausgedehnte und anhaltende Lähmung aller Gliedmaßen und ebenso der Muskeln im Bereich des Schlundes, die dafür verantwortlich sind, dass wir im Normalfall einen freien Atemweg haben und die Atemluft mit ihrem lebensnotwendigen Elixier – dem Sauerstoff – ungehindert ein- und ausatmen können. Beim rücklings liegenden wachen und auch noch beim schlafenden Menschen halten diese Muskeln den Atemweg offen, während sie bei bewusstlosen oder anästhesierten Personen erschlafft sind. Daraufhin kollabiert der Atemweg, und die Atmung wird verunmöglicht. Und das ist bereits der erste Teil des erwähnten Ungemachs, mit dem wir Anästhesisten zu kämpfen haben.

Ein Blick in den Anatomieatlas

Schauen wir uns mal die anatomischen Verhältnisse im Normalfall, also beim wachen, aufmerksamen und hungrig auf eine Mahlzeit wartenden Zeitgenossen an: Die genannten Verhältnisse sind in der uns wohlbekannten Weise anständig geordnet. Kaudal, also unten im Gesicht, haben wir den Mund, den Lieferanteneingang für die Nahrung, der den Einstieg in den Magen-Darm-Trakt im unteren Gesichtsbereich repräsentiert, und welcher sinnigerweise als Einbahnstrasse konzipiert ist. Etwas kranial davon, also darüber, befindet sich die Nase, die Verbindung zum Atemweg zwecks Beförderung der Atemluft, seinerseits ein kombinierter Ein- und Auslass. Diese beiden Wege sind im Oberkiefer durch das Gaumendach ordentlich voneinander getrennt, die erwähnten Güter gehen ihren vorgezeichneten Weg. Betrachtet man das Ganze aber im Längsschnitt, sieht man, dass weiter innen die beiden Passagen sich in einem gemeinsamen Raum, dem Mesopharynx, vereinigen und anschließend wieder voneinander getrennt, aber in umgekehrter Anordnung weiterlaufen. Damit ergibt sich das Faktum, dass Nahrungs- und Luftweg über eine Kreuzung zusammenlaufen (Abb. 1).

«Was soll denn das?», fragt sich da der einfach und ökonomisch denkende Mensch. Nur Anästhesisten fragen sich das nicht, da sie damit einen täglichen Umgang pflegen und es für selbstverständlich halten. Ausgerechnet diesem Umstand verdanken sie zu großen Teilen ihre berufliche Daseinsberechtigung. Gäbe es diese Kreuzung nicht, und würde man durch die Nase essen und durch den Mund atmen, dann könnten diese beiden Tätigkeiten viel effizienter und problemloser vonstattengehen. Und es brauchte auch keine Fachperson, die sich um diese Besonderheit bei Operationen kümmern müsste. Dann könnte man die Anästhesie getrost einer ungelernten Hilfskraft mit einer einfachen Maschine anvertrauen. Hier muss man allerdings reumütig bekennen, dass genau das in den Anfängen der modernen Anästhesie auch jahrzehntelang der Fall gewesen war. Mit fatalen Folgen für die Patienten. Die daraus resultierenden Unglücke verankerten im Bewusstsein weiter Teile des Laienpublikums nicht ganz zu Unrecht eine gewisse Urangst vor Operationen, die heutzutage zwar weit weniger berechtigt sein mag, aber uns heutigen Anästhesisten immer noch einen gewissen angsterfüllten Respekt verschafft.

Gewiss würde eine umgekehrte Anordnung mit der Nase unten und dem Mund darüber eine überaus praktische Alternative darstellen, wenngleich sie zugegebenermaßen ästhetisch nicht ganz überzeugen kann. Aber wäre das von Anfang an so gewesen, würden wir das genauso für selbstverständlich halten, wie wir es mit unserer heutigen, funktionell eher missglückten, aber bestens vertrauten Variante tun. Nun ganz abwegig ist der Platztausch nicht. Beim Luftröhrenschnitt, der sogenannten

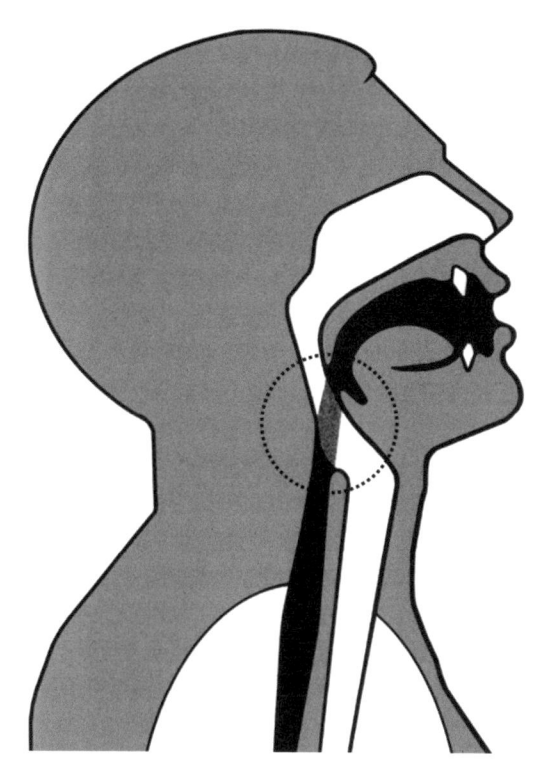

Abb. 1 Sagittalschnitt durch den Kopf und Hals des Menschen. Der Magen-Darm-Trakt (schwarz) und der Atemweg (weiß) kreuzen sich im Schlund auf der Ebene des Kehlkopfs (Bereich im gepunkteten Kreis).

Tracheostomie, die in der modernen Medizin aus vielerlei Krankheitsgründen angelegt werden muss, geschieht genau dies: Wir trennen die beiden Verbindungswege teilweise oder komplett voneinander, was allerdings nur ein Behelf ist und keinesfalls ein Ideal darstellt.

Aber die besagte Kreuzung ist im Normalfall nun mal da und stellt zunächst mal den Eigentümer derselben vor gewisse Probleme: Er kann sich verschlucken, würgen, husten, etwas in die falsche Kehle bekommen, und das sind nur die harmloseren Zwischenfälle, die daraus resultieren. Und das macht natürlich auch uns Probleme, den zu Hilfe eilenden, kopfschmerzgeplagten Anästhesisten.

Eine kleine Verkehrskunde

Wie Kreuzungen nun mal an von Natur aus sind, und das gilt natürlich für verkehrsreiche Straßenkreuzungen genauso, handelt es sich dabei um Orte, an denen sich vorzugsweise Unfälle aller Arten ereignen, von glimpflich ablaufenden Bagatellschäden bis hin zu tödlichen Unfallszenarien. Damit das beim gesunden lebendigen Organismus nicht passiert, sind dort eine Vielzahl von Überwachungs- und Kontrollmechanismen eingebaut, die gewissermaßen eine Verkehrsregelung an der Kreuzung sicherstellen. Über zwei Dutzend Muskeln, gesteuert von ebenso vielen Nerven, sorgen für eine bedarfs- und zeitgerechte Öffnung und Schließung der einzelnen Fahrtrichtungen. Einer von den hierfür eigens vorgesehenen Reflexen ist beispielsweise der Schluckakt, der für einen kurzen Moment Rotlicht für die Atmung und freie Fahrt für den heruntergeschluckten Nahrungsbrocken bedeutet. Im Straßenverkehr gibt es natürlich vielerlei Kreuzungstypen, darunter solche, die gefährlicher sind als andere. Bei den einen gelten Vorfahrtsregeln, oder Polizisten und Ampeln kontrollieren den Verkehrsfluss, bei anderen – den eindeutig sichereren – sind die Fahrtrichtungen vollständig getrennt.

Die Frage ist: Kann man die menschliche Atemwegskreuzung im Bedarfsfall auch entschärfen, ohne gleich einen Luftröhrenschnitt durchführen zu müssen? Die Antwort lautet: «Ja, man kann.» Sobald der Mensch anästhesiert wird und seine Atemwegskreuzung zu einem unsicheren Ort zu werden droht (z.B. beim Eintreten der Bewusstlosigkeit beim Beginn einer Narkose), muss man diesen erstens frei machen, also öffnen, wenn nötig sauber machen, von Fremdkörpern befreien, zweitens muss man ihn frei halten, d.h. den vorhin erwähnten Kollaps des Atemwegs dauerhaft verhindern, und drittens für ungehinderten Fluss der Atemluft sorgen, d.h. den atemlosen Menschen beatmen. Wenn nur eine dieser drei Maßnahmen nicht richtig klappt, dann drohen innerhalb kürzester Zeit Sauerstoffmangel und Erstickung, oder, selbst wenn noch genügend Sauerstoff in die Lunge gelangt, so könnte beim Bewusstlosen auch noch Mageninhalt in die Lunge fließen und dort eine lebensbedrohliche Lungenentzündung verursachen – mit fatalen Folgen.

Die Sicherung des Atemwegs

Die beiden wichtigsten anästhesiologischen Atemwegssicherungstechniken sind in erster Linie die tracheale Intubation, die in der Anästhesie seit rund hundert Jahren routinemäßig praktiziert wird. Dabei wird ein Plastikschlauch (Trachealtubus) in die Luftröhre vorgeschoben und mit einer aufblasbaren Manschette verankert. In zweiter Linie wird die Plazierung einer Kehlkopfmaske durchgeführt, was seit etwa 25 Jahren eine zunehmend populäre Alternative dazu geworden ist. Die Kehlkopfmaske besteht ebenfalls aus einem Plastikschlauch; er wird aber nicht bis in die Luftröhre, sondern lediglich außen an den Kehlkopf angelegt, wo er sich mittels einer aufblasbaren Mulde um den Kehlkopfeingang legt und diesen relativ dicht abschließt.

Bei der ersten der beiden erwähnten Techniken, der trachealen Intubation, wird der Trachealtubus unter Zuhilfenahme eines Laryngoskops eingeführt. Das Laryngoskop, welches seit 75 Jahren technisch ausgereift und fast unverändert geblieben ist, stellt dabei die Einführhilfe für den Trachealtubus dar. Wenn eine Anästhesie anfängt, der Patient bewusstlos wird und seine Muskulatur komplett ausgeschaltet wurde, wird die erwähnte Intubation vorgenommen. Hierbei führt der Anästhesierende das Laryngoskop so in den Schlund hinein, dass er genügend Platz erzeugt, um den Trachealtubus unter Sicht in den Atemweg einführen zu können. Der Hauptzweck der Laryngoskopie liegt demnach im Erzielen einer direkten und geraden Sichtlinie auf den Kehlkopfeingang. Idealerweise sollte man dabei die Stimmbänder und den Eingang in die Luftröhre dazwischen klar erkennen können. Nur so kann man einigermaßen sicher sein, dass der Trachealtubus auch dort hineingelangt, wo er hin soll, und nicht etwa in die Speiseröhre. Denn wenn Letzteres unbemerkt passiert, dann droht die Katastrophe. Zum Glück gelingt die korrekte Intubation mit einiger Übung meistens richtig. Nur leider eben nicht immer. In den verbleibenden 2,5 Prozent der Fälle erweist sich die Intubation auf dem herkömmlichen Weg als ziemlich schwierig, und manchmal entpuppt sie sich unerwartet als unmöglich.[1] Die Liste der anästhesiebedingten Kom-

---

[1] J. H. Abernathy 3rd, S. T. Reeves: Airway catastrophes, in: Current Opinion in Anaesthesiology 23 (2010) 41-46.

plikationen wird dementsprechend von Atemwegsschwierigkeiten und deren Folgen angeführt. Nebst den Kopfschmerzen des Anästhesierenden sind das beim Patienten vor allem Verletzungen der Zähne, der Schleimhäute bis hin zu mehr oder weniger dauerhaften Schädigungen, die ernste Folgen nach sich ziehen können, bis hin zu den glücklicherweise extrem seltenen, aber hin und wieder vorkommenden Todesfällen.[2] Deren unmittelbare zwei Ursachen sind wie schon angedeutet: in erster Linie und mit kurzfristiger Wirkung der Sauerstoffmangel und in zweiter Linie mit etwas verspäteter Wirkung die Lungenentzündung mit anschließendem Lungenversagen.

Die Ursache des ganzen Schlamassels

Womit wir wieder beim Anfang wären: dass es in diesem Zusammenhang genügend triftige Gründe für Kopfschmerzen bei Anästhesisten gibt. Nun genügt es nicht, sich in drastisch illustrierten dramatischen Schilderungen der Problemlage zu ergehen. Der Titel dieses Beitrags fängt ja mit dem Fragewort «Warum» an. So ist es an der Zeit, der Frage nachzugehen, wie es entwicklungsgeschichtlich betrachtet zu dieser Kreuzung gekommen ist. Ein kurzer Rückblick in die eigene Ahnenreihe hilft dabei nicht weiter. Sowohl die Eltern als auch die Großeltern haben ausnahmslos die Nahrung zum Mund befördert und nachweislich mit der Nase geatmet, und von den noch früheren Altvorderen weiß man auch nichts Gegenteiliges zu berichten. Also liegt die Ursache noch weiter zurück. Und weil nicht nur unsere nächsten Verwandten, die Primaten, es auch so handhaben, sondern alle Säugetiere, alle Reptilien und Vögel, muss man noch viel, viel weiter in der Evolution zurückschauen, um einen ersten Anhaltspunkt zu finden.

Wenn man von Evolution spricht, dann denkt man natürlich gleich an Charles Darwin, dessen 200. Geburtstag erst vor kurzem gefeiert wurde. Er hat als Erster erkannt und überzeugend formuliert, wie sich Organis-

---

[2] Y. Auroy, D. Benhamou, F. Péquignot, M. Bovet, E. Jougla, A. Lienhart: Mortality related to anaesthesia in France. Analysis of deaths related to airway complications, in: Anaesthesia 64 (2009) 366-370.

men durch den Anpassungsdruck mittels Zufallsmutation und Selektion in neue Formen entwickelten. In Fall der Atemwege kommt ein erster Hinweis interessanterweise nicht etwa von uralten Fossilien, sondern aus der Embryologie. Ernst Haeckel, der wohl bekannteste Darwinist seiner Zeit, hatte ein interessantes Phänomen der Phylogenese (der Artentstehung) erkannt und beschrieben: Er stellte fest, dass die Ontogenese, also die vorgeburtliche embryonale Entwicklung des einzelnen Lebewesens, offensichtlich die evolutionären Entwicklungsstadien der Vorfahren im Zeitraffer durchspielt, d.h., jeder Embryo durchläuft in Kurzform die Evolution seiner Art, bevor er als lebensfähiges, fertiges Individuum geboren wird.[3] Obwohl diese Theorie immer noch umstritten ist, gibt es durchaus solche flüchtigen Merkmale, die man während der frühen Schwangerschaft beobachten kann. Auch menschliche Embryonen haben in einer ganz frühen Entwicklungsphase Kiemen und einen Schwanz, wobei sich diese Atavismen (überholte anatomische Merkmale bei Organismen, die einen Rückfall in die Erscheinungsform von ausgestorbenen Urahnen bedeuten) erfreulicherweise rechtzeitig zurückbilden. Deshalb liegt es natürlich nahe, die Sache mit der embryonalen Ausbildung des Atemwegs genauer anzuschauen. Der drei Wochen alte Embryo ist gerade einmal einige Millimeter lang. Er wird von Kopf bis Fußende bereits von einem kompletten Darmtrakt durchzogen. Offensichtlich ist die Nahrungsaufnahme eine solch grundlegende Bedingung des Lebens, dass der dazugehörige Apparat auch eines der ersten und damit ältesten Organe überhaupt darstellt. Bereits in dieser Phase sieht man im oberen Bereich des Magen-Darm-Trakts eine kleine Vorwölbung, die sich mit der Zeit zum Atmungsapparat, bestehend aus Luftröhre, Bronchien und Lunge, ausbildet. Wohlgemerkt nach vorne. Das weist auf die wesentliche Tatsache hin, dass das Atemsystem vom Magen-Darm-Trakt aus betrachtet ventral (d.h. «bauchwärts») angelegt ist. Es war auch Darwin von Anfang an klar, dass sich auch die einzelnen Organe im Laufe der Evolution den aktuellen Bedürfnissen anpassten und dabei sogar ihre Rolle ändern konnten. Nimmt man beispielsweise die obere Extremität verschiedener Reptilien, Vögel und Säugetiere, dann kann man in allen Spezies diesel-

---

[3] E. Haeckel: Generelle Morphologie, I: Allgemeine Anatomie der Organismen, II: Allgemeine Entwickelungsgeschichte der Organismen (Berlin 1866).

ben Grundbausteine erkennen, selbst wenn sie sich morphologisch oder in der Anzahl massiv unterscheiden. Das nennt man «Homologie». Und was für Elle und Speiche gilt, ist genauso zutreffend für den Atmungsapparat, den Darwin schon in seinem Hauptwerk *On the Origin of Species*[4] als homologen Nachfolger der Schwimmblase der Fische bezeichnet hat. Was er meinte, war, dass die Lungen der heutigen Landlebewesen sich aus den Schwimmblasen ihrer älteren maritimen Vorfahren, den damaligen Fischen, entwickelt haben. Dabei ist ihm ein kleiner Irrtum unterlaufen. Wenn wir uns die Anatomie des Fisches genauer anschauen, erkennen wir den Magen-Darm-Trakt und die Schwimmblase in der Längsachse des Rumpfes ausgebreitet. Die Schwimmblase ist auch mit einer Verbindung zum oberen Magen-Darm-Trakt versehen, allerdings geht dieser Dukt nach hinten ab, nicht nach vorne wie unsere Lungen. Das widerspricht der Theorie der Abstammung der Lungen von der Schwimmblase. Warum das so ist, wird aus der Funktion der Schwimmblase klar. Sie ist für die Tiefenregulierung angelegt, indem sie mit mehr oder weniger Luft gefüllt wird, je nachdem, ob der Fisch ab- oder auftauchen will. Würde sie vorne liegen wie unsere Lungen, müsste der Fisch ständig umkippen und den Bauch zum Himmel richten, was Fische nur äußerst ungern tun. Auf diesen speziellen Umstand hat ein sehr wohl wissender Zeitgenosse hingewiesen, nämlich Professor Wissenden aus Minnesota, der im Gegensatz zu Darwin meint, dass es umgekehrt gewesen sein muss: Zuerst hatten Fische Luftsäcke für einen effizienteren Gasaustausch (sprich zusätzliche Atmung), aus denen sich bei den meisten von ihnen ein Instrument zur Tiefensteuerung entwickelt hat.[5] Nun muss man deswegen nicht gleich den Darwinismus in Frage stellen. Man darf aber über die außerordentliche Plastizität der Evolution staunen. Der kürzlich verstorbene Fischexperte K. F. Liem von der Harvard University hat das seltsame Phänomen der Evolutionsumkehr gerade am Beispiel der Lungenentwicklung

---

[4] C. Darwin: On the Origin of Species by Means of Natural Selection, or the Preservation of Favoured Races in the Struggle for Life (London 1859).

[5] B. D. Wissenden: Evolution Atlas. Respiratory System. Chapter 24, in: Frederic H. Martini, Michael J. Timmons, Bob Tallitsch: Human Anatomy (Upper Saddle River, N. J. [4]2003).

beschrieben.[6] Erst gab es primitive Hilfslungen, die sich zu Schwimmblasen entwickelten und die in einem späteren Seitenzweig der Fischevolution wieder zu Atemhilfen umfunktioniert wurden.

Wissenswertes aus der Fischkunde

Um zu sehen, wie es damit weiterging, schauen wir uns erst einmal eine kleine Systematik der Fische an: Da gibt es die älteste Klasse lebender Fische, die sogenannten Knorpelfische, zu denen u.a. die Haie und Rochen gehören. Diese haben gar keine Schwimmblase. Ihre Tiefensteuerung erzeugen sie ausschließlich durch Hydrodynamik; sie schwimmen aktiv in alle Dimensionen des Raumes. Dann gibt es die herkömmlichen Knochenfische, deren große Mehrheit die Schwimmblase wie vorhin gesehen nach hinten hat, um damit die Tauchtiefe zu regulieren. Dann gibt es aber noch eine Minderheitenfraktion: Fische mit der Schwimmblase nach vorne, womit sie eindeutig eine etwas größere Ähnlichkeit mit uns aufweisen. Natürlich stellt sich da die Frage: Müssen die denn nicht auch die Tauchtiefe regulieren? Und erst recht dabei immer wieder umkippen? Die Antwort ist: Nein, müssen sie nicht. Sie kippen nicht, weil ihre Schwimmblase relativ klein ist, und das wiederum ist so, weil sie vorwiegend in seichten Gewässern leben, wo es keine großen Tiefenunterschiede gibt. Dafür aber eher einen Mangel an gelöstem Sauerstoff. Tatsächlich leiden Fische oft unter Sauerstoffmangel, vor allem solche, die in stillen, flachen und warmen Gewässern oder schlechtbelüfteten Aquarien leben. Und die behelfen sich gelegentlich gerne mit einem erfrischenden Schluck aus der Atmosphäre. Betroffene lufthungrige Fische wie z.B. der Raubsalmler schnappen regelmäßig nach Luft,[7] die sie in ihrer Schwimmblase sammeln; man kann sogar sagen, sie atmen ab und zu, wenn es ihnen im Wasser zu stickig wird. Ein richtiger Atemgymnastiker ist dagegen schon der australische Lungenfisch. Er lebt in Süßwassertümpeln im Inneren Aus-

---

[6] K. F. Liem: Respiratory Gas Bladders in Teleosts. Functional Conservatism and Morphological Diversity, in: American Zoologist 29 (1989) 333-352.
[7] D. L. Kramer: Ventilation of the respiratory gas bladder, in: Canadian Journal of Zoology 56 (1978) 931-938.

traliens, die zeitweise komplett austrocknen. Der Lungenfisch bleibt – sporadisch Luft atmend – im Schlamm vergraben, bis die nächste Regensaison einsetzt. Dann kehrt er zurück zur Kiemenatmung, wie es sich für einen anständigen Fisch gehört. Auch seine Schwimmblase geht nach vorne ab, wenngleich die Lunge anatomisch weiter hinten liegt.[8] Aber es gibt noch Erstaunlicheres. In Südamerika lebt ein Fisch namens Schlammspringer, der wirklich ein Fisch ist, mit allem, was dazugehört, einschließlich Kiemen und Flossen, der aber persönlich jeden Tag die Eroberung des Landes beispielhaft nachvollzieht, als sei er von Herrn Darwin explizit damit beauftragt worden. Er kommt regelmäßig an Land, um zu fressen, und weil er dort längere Zeit verbringen muss, atmet er dabei. Er stützt sich auf seine Flossen, als wären sie Beine, was sie ja in einem gewissen Sinne auch sind. Und die hochgelegten Glubschaugen verraten auch, dass er nichts mit Tauchen im Sinn hat und sich stattdessen dauerhaft an der Wasseroberfläche aufhält. Was dieser putzige kleine Kerl da im Verborgenen veranstaltet, ist nur ein kleiner Abklatsch dessen, was sich vermutlich vor 400 Millionen Jahren in einer Zeitperiode namens Devon zugetragen hat.

Die Eroberung des Landes ...

Die Welt sah damals radikal anders aus als heute. Die damaligen Küstenstrukturen waren insofern verschieden, als es viel mehr Lagunen und flache Meeresteile gab, die voll von oberflächennahem pflanzlichem und tierischem Leben waren. An Land gab es noch keine nennenswerte Fauna, nur Vegetation und Insekten, sonst noch nichts Größeres, was anständig herumlaufen oder wenigstens kriechen konnte. Unsere Ahnverwandtschaft suhlte sich noch genüsslich im seichten, warmen, aber recht sauerstoffarmen Lagunenwasser. Und dann, vor 400 Millionen Jahren passierte etwas Merkwürdiges: Die noch relativ neue, üppiger werdende Vegetation an Land erzeugte einen stetigen Anstieg der Sauerstoffkonzentration in

---

[8] P. Biro: The evolutionary reason for the need to secure the airway in anesthesiology, in: Israel Medical Association Journal 13 (2011) 5-8.

der Atmosphäre bis über den anderthalbfachen Wert von heute.[9] Das war ein langsamer Prozess, der 150 Millionen Jahre andauerte. Sobald er spürbar eingesetzt hatte, war er gewissermaßen das Startsignal für diejenigen Brackwasserkreaturen, die eine gewisse Eignung und ein starkes Bedürfnis zum Erobern des Landes aufwiesen. Das waren diejenigen Lagunenbewohner, die dem Land am nächsten waren, d.h. mit einer vorderen Hilfslunge bzw. Schwimmblase ausgestattet waren und über kräftigere Flossen verfügten, um im Flachwasser (und bei Ebbe im Schlick) vorwärtszukommen. Diese Wesen waren am ehesten in der Lage, vom höheren Sauerstoffgehalt der Luft zu profitieren, indem sie sich länger außerhalb des Wassers aufhalten und die sich dort bietenden Möglichkeiten nutzen konnten. Aus ihnen entstanden die ersten Amphibien, die mehr und mehr zu Landlebewesen wurden. Die Palette der Verdächtigen beginnt bei den Quastenflossern, diversen lurchartigen Amphibien und vielen inzwischen ausgestorbenen Zwischengliedern wie dem Tiktaalik, der als Gründervater aller höheren Kreaturen angesehen wird, welche das Land als neuen Lebensraum eroberten.[10]

Wir sind unserem mutigen und unternehmungslustigen Vorfahren, dem Tiktaalik, zu Dank verpflichtet. Sonst säßen wir nicht hier. Unser ehrenwerter Ahn und seine ebenfalls ehrenwerten Nachfahren fanden an Land nicht nur genügend Luftsauerstoff, es boten sich ihnen völlig neue Nahrungsquellen und natürlich auch Schutz vor den gefräßigen Räubern im Wasser. Und so kam unsere Kopfschmerz verursachende Kreuzung zustande, wie das beim heutigen Frosch bereits klar zu erkennen ist: Froschmaul und Froschlunge sind vorne, Froschnase und Froschmagen sind hinten. Die Eroberung des Landes oblag notwendigerweise den Geschöpfen mit vorderer Schwimmblase, die Luft zum Atmen war aber nun einmal oben, und um diese ungehindert einatmen zu können, sonderte sich ein Teil der Mundöffnung oben in der Mitte ab und wanderte nach hinten. Die Speisen waren überwiegend unten zu finden, mussten aber irgendwie von vorne in den hinten liegenden Magen befördert werden.

---

9 Robert A. Berner: Atmospheric oxygen over Phanerozoic time, in: Proceedings of the National Academy of Sciences of the United States of America 96 (1999) 10955-10957.
10 H. Tostivint, H. Vaudry: Tiktaalik. A breakthrough towards firm land, in: Medicine Sciences (Paris) 22 (2006) 698-699.

Atemluft und Nahrung mussten sich deshalb aneinander vorbeischlängeln, und das geht nur über eine Kreuzung. Das ist allen Tetrapoden gemeinsam, einschließlich der Wale und Delphine. Die wohlbekannte Wasserfontäne, die wir von den Meeressäugern kennen, sieht nur scheinbar so aus, als stiege sie aus dem Rücken der Tiere auf. Auch bei diesen ist die Luftöffnung (die Nüstern) noch vor dem Gehirn, also gewissermaßen im oberen Gesichtsbereich; nur wegen der verzogenen Proportionen sieht es so aus, als wäre diese Luftöffnung weiter hinten.

... und deren unerwartete Folgen

Aber nun zurück ins Devon. Erdgeschichtlich betrachtet dauerte es nicht lange, bis die neuen Landbewohner sämtliche terrestrischen Habitate in immer größerer Entfernung vom Wasser erschlossen hatten, was zu einer regelrechten Explosion der Artenvielfalt auf Erden führte. Das Gedränge an Land wurde dann so groß, dass sich einige Arten wieder nach neuen Lebensräumen umsehen mussten und sich z.B. in die Luft erhoben, wo sie noch heute zwitschern. Andere wiederum beschlossen, inzwischen zu veritablen Reptilien oder Säugetieren gereift, reumütig ins Wasser zurückzukehren wie Krokodile, Robben, Seehunde und Wale. Wieder anderen schließlich blieb nichts anderes übrig als dreidimensionales Sehen, manuelle Geschicklichkeit und eine etwas fragwürdige Eigenschaft, nämlich Intelligenz zu entwickeln, was sie unweigerlich zu den direkten Vorfahren der heutigen Denker und Dichter hat werden lassen. Und über eine unendlich lange Kette von Zwischengliedern entwickelten sich diese bis zum heutigen Homo sapiens, deren anästhesiologisch tätige Varianten sich redlich damit abmühen müssen, mit den kritischen Folgen einer evolutionsbedingten, aber unvermeidlichen Schlamperei fertig zu werden.

Womit wir wieder bei den menschengemachten Kopfschmerzen wären, für die die moderne Medizin glücklicherweise Abhilfen anbieten kann, seien dies Kopfschmerztabletten, die allerdings nur kurzfristig helfen. Drum fragt sich der kopfschmerzgeplagte Anästhesist: Was könnte die Lösung sein? Wie kann man vor allem den unerwartet schwierigen Atemwegen begegnen, wenn die herkömmliche Technik nicht funktioniert?

Jüngere Lösungsansätze für ein uraltes Problem

Ein wirklicher Fortschritt passierte in den 1960er Jahren, als man sich fragte, was zu tun sei, wenn die direkte Sichtlinie vom Auge zum Kehlkopf nicht zustande zu bringen ist. Demzufolge musste man einen Weg finden, irgendwie um die Ecke zu gucken, also eine Alternative zur direkten Betrachtung des Kehlkopfs mit dem Laryngoskop, eben eine indirekte Variante, entwickeln. Entsprechend dem technologischen Stand der damaligen Zeit bot sich die Verwendung von Glasfasern an, mit denen man tatsächlich um die Ecke, oder noch besser: um beliebig viele Ecken herum gucken konnte. Pioniere auf diesem Gebiet waren die Japaner, die aufgrund ihrer hohen endemischen Magenkarzinomrate den dringenden Bedarf nach flexiblen Endoskopen zur Untersuchung der Speiseröhre und des Magens hatten. Nachdem die ersten noch etwas klobigen Gastroskope eingeführt waren, dauerte es nicht lange, bis andere Disziplinen erkannten, dass es noch viele Öffnungen und Körperhöhlen gab, in die man hineinschauen konnte. Und so wurden eine Vielzahl von Kolo-, Tracheo-, Broncho-, Hystero-, Cysto- und sonstigen Skopen entwickelt. So ist es auch nicht verwunderlich, dass phantasiebegabte Anästhesisten bereits Mitte der 1960er Jahre auf die naheliegende Idee gekommen waren, mit einem dünnen, flexiblen Endoskop den Kehlkopf zu inspizieren und damit einen aufgefädelten Trachealtubus in die Luftröhre vorzuschieben.[11] Damit war die flexibel-fiberoptische Intubation geboren, die heute aus dem Anästhesiealltag nicht mehr wegzudenken ist. Sie eroberte weitere zusätzliche Anwendungen und blieb dabei immer ein goldener Ausweg bei schwierigen Atemwegssituationen. Diese Technik hat aber auch einige Nachteile: Sie ist ziemlich aufwendig, die Ausrüstung teilweise schwerfällig, recht empfindlich und teuer, und die Handhabung nicht ganz einfach. Deshalb gab es ständig weitere Versuche, spezifischere Geräte zu entwickeln, die mehr auf die Problematik der unerwartet schwierigen Intubation ausgerichtet, außerdem robuster und einfacher zu bedienen waren. Alles in allem wurden sie mit der Zeit kleiner, einfacher, handlicher, auch schicker, und boten immer bessere Bildqualität. Später kam man davon ab, direkt in das Okular des Geräts zu schauen, und setzte

---

[11] N. Hawkins: Fibreoptic intubation (London 2000).

Videokameras darauf, damit alle in der Runde den Vorgang beobachten konnten.

Ab 2000 war ich selbst an der Entwicklung einer speziellen Intubationsoptik beteiligt, die als Novum zwei bis dato gegensätzliche endoskopische Prinzipien in sich vereinigen sollte: einerseits einen steifen Korpus, um das Gerät leichter zu handhaben, und andererseits eine flexible und steuerbare Spitze, um es überallhin vorschieben zu können. Es war damals von Anfang an klar, dass die technische Herausforderung darin bestand, den Übergang vom starren zum flexiblen Teil zu entwickeln. Darüber hinaus musste das Gerät eine geeignete anatomische Form haben, damit es sich widerstandslos in möglichst viele verschiedene Hälse schieben ließ. Dafür wurde dem starren Teil eine anatomische gebogene Form gegeben. Das war gewissermaßen die Geburtsstunde des «SensaScope».[12] In seiner bisher recht kurzen Karriere hat sich das Gerät als wirksames Mittel insbesondere bei der unerwarteten schwierigen Intubation bewährt, und bei uns am Zürcher Universitätsspital haben wir damit bereits viele Problemfälle entschärfen können. Damit wurde es zu einem hervorragenden Kopfschmerzmittel, zumindest für mich und andere geplagte Anästhesisten. Allerdings bot es noch viel Raum für weitere Verbesserungen. Seit 2008 gibt es eine Variante, bei der man nicht mehr eine externe Kamera aufsetzen muss, sondern eine integrale Version mit eingebauter Miniatur-Kamera in der Spitze. Diese basiert auch nicht mehr auf Glasfasern und bietet deshalb ein brillantes Videobild.

Nun es wäre zu vermessen und unwahr, behaupten zu wollen, das wäre nun das Ende der technologischen Entwicklung oder gar die der Behandlung berufsbedingter Kopfschmerzen. Aber erstaunlich ist es schon, wie weit wir es in den anderthalb Jahrhunderten seit der ersten erfolgreichen modernen Anästhesie im Massachusetts General Hospital anno 1856 gebracht haben. Der zeitliche Abstand zwischen damals und heute ist kurz, der technologische Sprung vom äthergetränkten Schwamm in Dr. Mortons Flasche bis zu unseren heutigen Geräten und Techniken in der Anäs-

---

12 P. Biro, U. Bättig, J. Henderson, B. Seifert: First clinical experience of tracheal intubation with the SensaScope®. A novel steerable semirigid video stylet, in: British Journal of Anaesthesia 97 (2006) 255-261.

thesie ist gewaltig. Wir wissen aber auch, dass die technische Entwicklung allein nicht das Entscheidende ist. Diese ist unabdingbar, aber mindestens so wichtig sind fachliche Kompetenz, eine humanistische Einstellung, wissenschaftliche Neugier und eine ungebremste Kreativität. Dabei helfen einem der Drang nach einer besseren Welt und das ständige Infragestellen dessen, was bis jetzt war und als unumstößlich galt.

In diesem Sinne widme ich diese Arbeit dem berühmten Anthropologen und Evolutionsbiologen Rupert Riedl, dem 2005 verstorbenen Leiter des Konrad Lorenz Instituts für Evolutions- und Kognitionsforschung in Wien. Er war es, der mich vor längerer Zeit auf diese Kreuzungsproblematik aufmerksam gemacht hat, indem er feststellte, die menschliche Evolution habe vier Fehler gemacht, als da wären:

1. der aufrechte Gang mit den negativen Folgen: Krampfadern, Wandernieren, Leistenbrüche, Hexenschüsse;
2. die hygienisch zweifelhafte Nähe vom Urogenitaltrakt zum Darmausgang mit den negativen Folgen: Blasenentzündungen, Harnwegsinfekte;
3. den engen Geburtskanal durch den Beckenring der Frau, was die Geburt zum Drama machen kann, bis hin zu tödlichen Zwischenfällen, und
4. die soeben besprochene Kreuzung zwischen Atemweg und Magen-Darm-Trakt.[13]

Zumindest, so wage ich zu hoffen, konnte ich mit dieser Hypothese der etwas fehleranfälligen Evolution wenn schon kein Alibi, aber etwas Entlastungsmaterial verschaffen. Deshalb schließe ich hier und endlich mit Riedls Worten: «Wenn einer Glück hat, verläuft das Leben wie die Evolution. Beide beginnen als physisches, und enden als geistiges Abenteuer.»[14]

---

13   R. Riedl: Die Strategie der Genesis. Naturgeschichte der realen Welt (München 1976).
14   Ebd., 187.

Trägt die Darmflora zu unserem Wohlbefinden bei?

STEPHAN VAVRICKA

Der Mensch lebt seit Urzeiten in einer Umwelt, die durch Bakterien, Pilze, Viren und Würmer geprägt ist. Die ältesten Funde von Mikroorganismen lassen sich auf eine Zeit vor rund 3,5 Milliarden Jahren zurückverfolgen. Diese Organismen sind überall in der Natur vorhanden und lassen sich im Boden, im Wasser und in der Luft nachweisen. Jedes Lebewesen auf dieser Erde hat unweigerlich Kontakt zu diesen Mikroorganismen. Sie leben typischerweise an bestimmten Orten, wie zum Beispiel an Körperoberflächen des menschlichen Körpers. Beim Menschen sind nicht nur die der Umwelt zugewandten äußeren Körperoberflächen, die Haut, die Haare und die Nägel, mikrobiell besiedelt, sondern ebenso und in noch größerem Ausmaß einige der inneren Köperoberflächen, insbesondere die des Mund-Rachen-Raums und des Magen-Darm-Trakts. Unterschiedliche Körperoberflächen sind mit unterschiedlich zusammengesetzten Mikrobengemeinschaften kolonisiert. So ist etwa die Haut natürlicherweise mit anderen Populationen von Mikroorganismen besiedelt als die Mundhöhle. Im Magen-Darm-Trakt stellen die einzelnen Abschnitte wie Magen, Dünndarm und Dickdarm wiederum verschiedene ökologische Nischen dar, die mit jeweils standortspezifischen Mikrobengemeinschaften kolonisiert sind. Weitere Körperteile, die Kontaktzonen zur mikrobiellen Umwelt darstellen und die daher ebenfalls natürlicherweise mikrobiell besiedelt sind, sind die Bindehaut des Auges, das äußere Ohr, der Harnleiter und der äußere Teil des männlichen Genitales und die Vagina und der Gebärmutterhals der Frau. Eine fehlende Besiedelung findet sich wiederum normalerweise in Zonen wie dem Augeninneren, dem mittleren und dem inneren Ohr, der Blase sowie dem Inneren des männlichen Genitales und der Gebärmutter. Nase, Mund und Rachen sind sehr stark mikrobiell besiedelt; im Verdauungstrakt findet sich die größte mikrobielle Besiedelung, was Keimzahl und Keimvielfalt anbelangt.

Die Besiedelung des Magens sowie des Dünn- und Dickdarms

Entgegen der landläufigen Meinung ist der Magen trotz eines stark sauren pH-Wertes nicht steril, sondern stellt einen natürlichen Lebensraum für verschiedene angepasste Mikroorganismen dar. Zu den natürlich vorkommenden Keimen des Magens gehören vor allem Milchsäurebakterien sowie Hefen vom Typ Candida albicans. Im Verlauf des Dünndarms nimmt die mikrobielle Besiedelung deutlich zu. Im Gegensatz zum Magen ist die Dünndarmflora reichhaltiger im Bezug auf die dort anzutreffenden Keimarten. So kommen hier Laktobazillen, Streptokokken und anaerobe Bifidobakterien vor. Die große Oberfläche (200-300 m^2) des Dünndarms erlaubt einerseits eine effektive Aufnahme von Nährstoffen, stellt aber anderseits auch eine Gefahr dar für eine Infektion mit krankmachenden Keimen. Um eine solche Infektion zu verhindern, sind verschiedene Abwehrmaßnahmen vorgesehen. Zum einen ist das Immunsystem des Darms im Bereich der gesamten Dünndarmschleimhaut sehr gut organisiert und verhindert das Einwandern von Keimen wie zum Beispiel Viren, Bakterien und Pilzen. Zusätzlich verhindert auch der Darmschleim, der die gesamte Oberfläche des Darms überzieht, einen direkten Kontakt der Keime mit den Epithelzellen der Darmwand. Zum andern produziert die Darmwand auch körpereigene antibiotikaähnliche Stoffe (sogenannte Defensine), die einen zusätzlichen Infektionsschutz darstellen.[1]

Jenseits des Übergangs vom Dünn- zum Dickdarm (der Ileozökalklappe) nimmt die mikrobielle Besiedelung erneut drastisch zu und erreicht die Anzahl von bis zu 10^{12} Mikroorganismen pro Gramm Darminhalt. Auch die Keimvielfalt ist in diesem Darmabschnitt am größten. Ähnlich wie die Mundflora, setzt sich die Dickdarmflora aus aeroben und anaeroben Mikroorganismen zusammen, wobei die Anaerobier zahlen-

---

[1] J. Wehkamp et al.: Reduced Paneth cell alpha-defensins in ileal Crohn's disease, in: Proceedings of the National Academy of Sciences USA 102 (2005) 18129-18134.

mäßig dominieren. Untersuchungen von Stuhlproben haben ergeben, dass anaerobe Keime wie Bifidobakterien, Eubakterien, anaerobe Kokken und Bacteroides-Arten weit über 90% der Dickdarmflora ausmachen. Etwa ein Drittel des ausgeschiedenen Kots besteht aus Bakterien.

Zählt man die Zellen, aus denen ein menschlicher Körper besteht, und anschließend die Mikroorganismen, so stellt man erstaunt fest: Wir sind mehr Bazille als Mensch – denn aus 10^{13} Zellen setzt sich ein Homo sapiens zusammen, aus zehnmal mehr Zellen besteht dagegen das gesamte Mikrobiom, also die Gesamtheit aller den Menschen besiedelnden Mikroorganismen. Die insgesamt $10^{14\text{-}15}$ Keime des gesamten menschlichen Darms verteilen sich auf mindestens 400-500 Arten von Mikroorganismen (neuere Forschungen sprechen sogar von 8000 verschiedenen Arten). Würde man alle Einzeller, die im Menschen leben, wiegen, dann käme man auf ein Gewicht von 1,5-2 kg. Mittels neuer gentechnischer Methoden (kulturunabhängiger Nachweis der Bakterien-DNA) hat man herausgefunden, dass zahlreiche Arten noch gar nicht bekannt bzw. anzüchtbar sind und sich damit einer mikrobiologischen-kulturellen Analyse entziehen.[2] Die Zusammensetzung der Flora ist von Individuum zu Individuum sehr unterschiedlich; sie bleibt aber in einem Wirt im Verlauf seines Lebens relativ stabil.

Die Entwicklung der Darmflora

Während der Schwangerschaft ist der heranwachsende Fetus normalerweise keimfrei. Erst zum Zeitpunkt der Geburt bekommt das Neugeborene Kontakt mit Mikroorganismen aus der Umwelt, die versuchen, die Haut und den Darm des Kindes zu besiedeln. Er erhält sozusagen einige Untermieter. Bei einer natürlichen Geburt stammen diese Mikroorganismen überwiegend von der Körperflora der Mutter, die beim Geburtsvorgang auf das Neugeborene übertragen werden. Eine interessante Beobachtung ist, dass Kinder, die mit Muttermilch gestillt wurden, weniger

---

[2] E. Furrie: A molecular revolution in the study of intestinal microflora, in: Gut 55 (2006) 141-143; G. W. Tannock: Molecular assessment of intestinal microflora, in: American Journal of Clinical Nutrition 73/2 Suppl. (2001) 410S-414S (Review).

zu Infektionen in den frühen Lebensjahren neigen als nicht gestillte Kinder, die nach der Geburt nur Flaschenmilch bekommen haben. Die Entwicklung der frühkindlichen Darmflora geht einher mit der Entwicklung des kindlichen Immunsystems. Nach 3-5 Jahren ist diese Entwicklung abgeschlossen. Die dann existente recht stabile Darmflora bleibt im Großen und Ganzen für den Rest des Lebens erhalten. Erst im Greisenalter kommt es zu einer deutlichen Veränderung der Darmkeimzusammensetzung, wobei auffällig ist, dass insbesondere die Keimzahlen für anaerobe Clostridien stark ansteigen.

Wichtige Faktoren, die das Keimspektrum des Magen-Darm-Trakts verändern können, sind Nahrungsmittel, Arzneimittel wie Antibiotika, Infektionskeime und Schwermetalle. Im Falle der Nahrungsmittel haben vor allem Kohlehydrate und Eiweiße den stärksten Einfluss auf die qualitative und quantitative Zusammensetzung der Darmflora. Bei Kohlehydraten sind es vor allem die Ballaststoffe, die in das mikroökologische System des Dickdarms eingreifen. Diese Ballaststoffe können das Wachstum von günstigen Bakterien im Darm fördern. Das Problem des Konzeptes der Beeinflussung der Darmflora durch Probiotika liegt darin begründet, dass die wahre Zusammensetzung der Darmflora gar nicht bekannt und mit aktuell uns zugänglichen Methoden auch nicht messbar ist. Zwar können wir mit konventionellen mikrobiologischen Mitteln verschiedene Bakteriengruppen unterscheiden, aber eine exakte Analyse der Darmflora mit der genauen Beschreibung der vielen hundert Keimarten und -stämme ist uns bisher nicht möglich.

Definition von Probiotika und Präbiotika

Unter 'Probiotika' ('für das Leben') – der Ausdruck wurde erstmals 1965 von Lilly und Stillwell[3] verwendet – versteht man «lebende Mikroorganismen, die, wenn in ausreichender Menge verabreicht, dem Wirtsorganis-

---

[3] D. M. Lilly, R. H. Stillwell: Probiotics: growth promoting factors produced by microorganisms, in: Science 147 (1965) 747-748.

mus einen gesundheitlichen Nutzen bringen».[4] Probiotika beinhalten zum Beispiel Keime wie E. coli Nissle, L. casei oder Hefen wie Saccharomyces boulardii. Diese Mikroorganismen müssen lebend (zum Beispiel Joghurt) oder lebensfähig sein (Mutaflor®, Perenterol®). Sie müssen säurestabil sein, um in aktiver Form die unteren Darmabschnitte zu erreichen, und sie dürfen nicht krankmachend und müssen in genügend hoher Keimzahl vorhanden sein, um einen positiven Effekt zu erzielen. Eine weitere Gruppe, die für die Gesundheitsförderung eingesetzt wird, sind die Präbiotika. Präbiotika sind für den Menschen unverdauliche Polysaccharide (zum Beispiel Lactulose, Inulin und Oligofructose), die von bestimmten Bakterien wie Bifidobakterien im Dickdarm fermentiert werden können und daher eingesetzt werden, um das Wachstum dieser erwünschten Keimgruppen im Darm selektiv zu fördern. Während probiotische Kulturen zunächst hauptsächlich in Milcherzeugnissen enthalten sind, findet man Probiotika neuerdings auch in einer Vielzahl anderer Produkte wie Müsliriegel, Fruchtsäften und sogar Fleischerzeugnissen. Heute kommt man im Supermarkt kaum an einem Kühlregal ohne probiotische Joghurts vorbei. Diese Produkte haben sich zu einem der am stärksten wachsenden Segmente der Nahrungsmittelindustrie entwickelt.

Bakterien zum Frühstück

Der Verzehr von Mikroorganismen zu Gesundheitszwecken in Form von fermentierter Milch ist seit Jahrtausenden verbreitet. Die damit verbundenen positiven gesundheitlichen Effekte wurden aufgrund der langen Erfahrung als gegeben angesehen, über die Wirkmechanismen war lange Zeit nichts bekannt. Der Konsument – egal ob gesund oder krank – sieht sich heute allerorts mit der Empfehlung konfrontiert, Probiotika zu konsumieren. Da es gesetzlich verboten ist, Lebensmittel zur Behandlung von Krankheiten anzupreisen, haben Marketingstrategen der Probiotikahersteller den Begriff des 'Wohlbefindens' kreiert. Dieses Wohlbefinden soll

---

[4] Report of a Joint FAO/WHO Expert Consultation on Evaluation of Health and Nutritional Properties of Probiotics in Food Including Powder Milk with Live Lactic Acid Bacteria (October 2001).

durch die Verabreichung bestimmter Nahrungsmittel verbessert werden. Zahlreiche in Einkaufsläden angebotene Milchprodukte erhalten in mehr oder weniger hohen Konzentrationen probiotische Mikroorganismen (meist Laktobazillen und Bifidobakterien), deren Verzehr 'die Widerstandskraft steigern' oder 'das Wohlbefinden verbessern' soll. Es ist jedoch mehr als fraglich, ob Probiotika all diese Erwartungen erfüllen können. Diese Versprechen stellen die Lebensmittelhersteller vor neue Probleme. Da der Begriff 'Wohlbefinden' wissenschaftlich schlecht definiert und unspezifisch ist, können pharmakologische, immunologische und sonstige Wirkungen auf das Wohlbefinden schwer nachgeprüft werden. Es ergibt sich generell die Frage, inwieweit man gesunde Personen durch die Zufuhr von probiotikahaltigen Lebensmitteln noch gesünder machen will.

Gute Eltern sollten ihre Kinder Dreck essen lassen

Dass die normale körpereigene Bakterienflora notwendig ist für einen gesunden Organismus, ist seit langem bewiesen. Die im Darm lebenden Organismen sind für viele wichtige physiologische Leistungen verantwortlich, wie zum Beispiel für den Abbau ansonsten unverdaulicher Nahrungsbestandteile und die Entwicklung einer normalen Immunabwehr. Es bleibt aber trotzdem zu beachten, dass Bakterien gefährlich sein können. Manche Art, die im Darm ein stilles Dasein fristet, kann zum potentiell tödlichen Erreger werden, wenn es ihr gelingt, die Darmwand zu durchdringen. Die Grenze zwischen Gut und Böse ist fließend. Um dies zu verstehen, muss man den Menschen mit all seinen Bewohnern als komplexes Ökosystem betrachten, das sich in gesundem Zustand im Gleichgewicht befindet. Das Immunsystem hält die Bakterien in Schach, die Bakterien halten das Immunsystem auf Trab, die Bakterien kontrollieren sich gegenseitig – niemand kann sich auf Kosten der anderen derart verbreiten, dass das Ökosystem kippt. Insbesondere im Kindesalter braucht das Immunsystem ein gewisses Quantum an Bakterien, mit denen es trainieren kann. Ist es unterbeschäftigt, so geht es auf die Falschen los – es drohen Asthma und Allergien. Mit den heutigen Hygienestandards haben wir es möglicherweise schon zu weit getrieben. Gute Eltern sollten ihre Kinder Dreck essen lassen, könnte man provokativ sagen, denn Bakterien gehören zum menschlichen Leben.

Man hat nachgewiesen, dass akute Durchfallerkrankungen bei Kindern durch die Einnahme von Probiotika deutlich verkürzt werden können.[5] Ebenso konnte ein positiver Effekt bei Durchfallkrankheiten, die durch Antibiotika ausgelöst werden können, beobachtet werden.[6] Zudem gibt es eine große Anzahl Publikationen, die den Einsatz von Probiotika bei chronisch entzündlichen Darmkrankheiten, bei Infektionen mit dem Helicobacter pylori im Magen und beim Reizdarm untersuchen.

Obwohl Probiotika generell als relativ sicher gelten, wurde über Komplikationen, wie zum Beispiel Blutvergiftungen, berichtet. Insbesondere bei Patienten mit einem eingeschränkten Immunsystem, zum Beispiel infolge einer HIV-Infektion, sind schwere und teilweise auch tödlich verlaufende Infektionen beschrieben worden. Zudem wurde in einer Studie gezeigt, dass eine Abgabe von Probiotika bei Patienten mit einer Bauchspeicheldrüsenentzündung auf einer Intensivstation negative Einflüsse haben kann. In dieser Studie lag die Sterberate der Patienten, die ein Probiotikum erhalten hatten, mit 16% mehr als doppelt so hoch wie in einer Vergleichsgruppe.[7]

Essen fürs Gemüt

Insgesamt nützt die Darmflora dem Menschen mehr, als sie schadet. Sie trainiert das Immunsystem, schützt vor Krankheitserregern, produziert essentielle Vitamine und Fettsäuren und hilft bei der Verdauung – manchmal sogar zu erfolgreich. Übergewichtige Mäuse haben gegenüber nor-

---

[5] C. W. Van Niel, C. Feudtner, M. M. Garrison, D. A. Christakis: Lactobacillus therapy for acute infectious diarrhea in children: a meta-analysis, in: Pediatrics 109 (2002) 678-684.

[6] L. V. MacFarland: Meta-analysis of probiotics for the prevention of antibiotic-associated diarrhea and the treatment of Clostridium difficile disease, in: American Journal of Gastroenterology 101 (2006) 812-822.

[7] M. G. Besselink et al.: Probiotic prophylaxis in predicted severe acute pancreatitis: a randomised, double-blind, placebo-controlled trial, in: Lancet 371 (2008) 651-659.

malgewichtigen Artgenossen eine deutlich veränderte Darmflora.[8] Ein Lebensstil mit permanenter Überernährung und Bewegungsmangel kann ähnliche Effekte haben.[9] Fettiges Fast Food ändert bereits innerhalb eines Tages die Zusammensetzung der mikrobiellen Lebensgemeinschaft im Verdauungstrakt und begünstigt das Wachstum von Übergewicht fördernden Bakterien. Mikrobiologen konnten im Darm von Kindern aus Burkina Faso andere Mikroben nachweisen als bei europäischen Kindern. Die faserreiche und vergleichsweise kalorienarme Kost der jungen Afrikaner führt zu jener Darmflora, von der man vermutet, dass sie gesünder ist. Umgekehrt weisen Kinder aus westlichen Industrieländern vermehrt jene Bakterien auf, die mit Übergewicht in Verbindung gebracht werden.[10]

Bei dicken Menschen findet man oft einen deutlich erhöhten Anteil an Bakterien aus dem Stamm der Firmicutes, die beim Kohlehydratabbau helfen; dies könnte eine Erklärung für Übergewicht sein.[11] Allerdings ist noch nicht klar, was das Huhn und was das Ei ist: Sind die Menschen dick, weil sie mehr Futterverwertungsbakterien haben – oder haben sie mehr Verwertungsbakterien, weil sie mehr futtern?

Im Jahr 2011 wurden mehrere aufsehenerregende Studien publiziert, die nachgewiesen haben, dass die Verdauung das Gefühlsleben des Menschen stärker beeinflussen kann, als bisher angenommen. In einem Labor in Irland konnte an Mäusen gezeigt werden, dass diese weniger ängstlich waren, wenn sie mit bestimmten Bakterien gefüttert wurden. Diese Mäuse verkrochen sich nicht wie die Kontrolltiere in den Verstecken, sondern rannten im Käfig herum und waren kämpferischer. Dieser Effekt war ähnlich, wie wenn die Tiere mit Antidepressiva behandelt wurden.[12] Ähn-

---

[8] P. J. Turnbaugh, R. E. Ley, M. A. Mahowald, V. Magrini, E. R. Mardis, J. I. Gordon: An obesity-associated gut microbiome with increased capacity for energy harvest, in: Nature 444 (2006) 1027-1031.

[9] M. A. Hildebrandt et al.: High-fat diet determines the composition of the murine gut microbiome independently of obesity, in: Gastroenterology 137 (2009) 1716-1724.

[10] H. Tilg: Obesity, metabolic syndrome, and microbiota: multiple interactions, in: Journal of Clinical Gastroenterology 44/Suppl. 1 (2010) S16-18.

[11] R. E. Ley, P. J. Turnbaugh, S. Klein, J. I. Gordon: Microbial ecology: human gut microbes associated with obesity, in: Nature 444 (2006) 1022-1023.

[12] J. A. Bravo et al.: Ingestion of Lactobacillus strain regulates emotional behavior and central GABA receptor expression in a mouse via the vagus nerve, in: Proceedings of the National Academy of Sciences USA 108 (2011) 16050-16055.

liche Ergebnisse konnten auch französische Forscher bei Menschen zeigen. Sie behandelten Freiwillige mit Milchsäure- und Bifidusbakterien und konnten mit Hilfe von psychologischen Tests zeigen, dass die behandelten Personen weniger ängstlich und depressiv waren.[13] In einer weiteren Studie wurden Mäuse mit reichlich Fleisch gefüttert, woraufhin nicht nur die Bakterienvielfalt im Verdauungstrakt zunahm, sondern auch die Lernfähigkeit der Tiere. In Verhaltenstests schnitten die Mäuse besser ab als vegetarisch ernährte Stammesgenossen und zeigten sich außerdem weniger ängstlich. Eine weitere Studie kam zum Ergebnis, dass Patienten mit chronischem Erschöpfungssyndrom weniger Angstzustände erlitten, wenn man ihnen täglich Lactobacillus casei in den Joghurt mischte, während eine Placebo-Speise keinen Effekt hatte.[14] Allerdings wurde dieses Experiment von einem Functional-Food-Hersteller finanziert, und die Teilnehmerzahl von 39 Personen war nicht besonders groß, so dass die Ergebnisse mit Skepsis zu betrachten sind. Trotzdem sind diese Ergebnisse sehr interessant. Bis anhin wusste man zwar, dass psychische Probleme wie Depression oder Angststörungen eine Auswirkung auf die Verdauung haben können. Was aber nicht bekannt war, ist, dass auch umgekehrt der Darm die Psyche beeinflussen kann. Die zentrale Frage der aktuellen Forschung ist nun: Wie wirkt sich die Verdauung auf Gefühle und die kognitiven Fähigkeiten aus? Wie die Bakterien vom Darm aus ihre antidepressive Wirkung entfalten, ist bisher noch nicht genau verstanden. Es gibt jedoch immer mehr Forschende, die sich fragen, ob die Ursache von bestimmten Formen der Depression nicht neu überdacht werden sollte. Vielleicht sind ja Darmprobleme der Grund für gewisse psychische Erkrankungen und nicht umgekehrt. Hier werden wir in den nächsten Jahren sicherlich noch weitere spannende Erkenntnisse gewinnen.

---

[13] M. Messaoudi et al.: Assessment of psychotropic-like properties of a probiotic formulation (Lactobacillus helveticus R0052 and Bifidobacterium longum R0175) in rats and human subjects, in: British Journal of Nutrition 105 (2011) 755-764.
[14] A. V. Rao, A. C. Bested, T. M. Beaulne, M. A. Katzman, C. Iorio, J. M. Berardi, A. C. Logan: A randomized, double-blind, placebo-controlled pilot study of a probiotic in emotional symptoms of chronic fatigue syndrome, in: Gut Pathology 19 (2009) 6.

Wissenschaftlicher Ausblick

Probiotika sind heute auch in der Schulmedizin akzeptiert und gelten in einigen Fällen als therapeutischer Standard. In den letzten 15 Jahren haben weltweit intensivierte Forschungen in der Medizin die Kenntnisse der Darmflora und Probiotika enorm erweitert. Teilweise werden dabei auch sehr unkonventionelle Methoden gewählt, wie das Beispiel der Stuhltransplantation zeigt: Patienten mit lebensgefährlichen Infektionen mit dem Bakterium Clostridium difficile erhalten dabei Stuhlspenden von Gesunden als Einlauf. Diese Therapie zeigt sehr gute Erfolgsquoten und wird inzwischen an vielen Krankenhäusern angewandt. Die Darmflora normalisiert sich meist sehr schnell. Wenn es um die Darmflora geht, muss man eben bereit sein, an mehr zu denken als an probiotischen Joghurt. Ein wichtiger Schwerpunkt der gegenwärtigen und zukünftigen Forschung ist die Bestimmung der molekularen Wirkmechanismen der verschiedenen Bakterienstämme. Diese Untersuchungen haben bisher zeigen können, dass jedes Probiotikum ein stammspezifisches Muster an Wirkmechanismen aufweist und nicht etwa über nur einen bestimmten Wirkmechanismus verfügt. Es ist also keinesfalls zulässig, Daten zu Wirkmechanismen, die für das eine Probiotikum erarbeitet wurden, ungeprüft auf ein anderes Probiotikum zu übertragen. Ebenfalls ist es nicht sinnvoll, den Nachweis der für ein Probiotikum identifizierten Wirkweisen auch für andere Probiotika zu fordern. Es gibt also nicht die allgemeingültige probiotische Wirkung, sondern ein für jeden Stamm typisches Spektrum an unterschiedlichen Mechanismen. Somit darf die klinische Wirksamkeit eines bestimmten Bakterien- oder Hefestammes bei einer bestimmten Krankheit nicht ungeprüft auf andere Stämme derselben Art oder sogar auf die ganze Gattung übertragen werden. Eine wichtige Rolle wird zudem die Erforschung der Kommunikation zwischen Probiotikum, Darmepithel und Darmimmunsystem sein. Die erhobenen wissenschaftlichen Daten werden hoffentlich die Anwendungssicherheit und schließlich die Akzeptanz solcher Präparate beim Anwender erhöhen.

Lesarten des Körpers im Zeitalter der Eugenik

IRIS RITZMANN

Körper sind nicht einfach biologische Fakten. Sobald wir Körper betrachten, von Körpern sprechen, mit Körpern umgehen, betreten wir eine Interpretationsebene. Diese prägt die Wahrnehmung des Biologischen. Damit werden Körper zum Konstrukt, haben eine kulturelle Formierung und eine Historizität.

Dieser Beitrag soll die historisch-kulturelle Prägung am Beispiel der Eugenik aufgreifen und auf die Fragen eingehen: Wie wirkte sich eugenisches Denken auf die konkrete Körperwahrnehmung aus? Wie lasen Ärztinnen und Ärzte die Körper ihrer Patientinnen und Patienten? Wie konnte sich diese Lesart auf das Leben der Patienten auswirken?

Zur Vorgeschichte der Physiognomik

Wie lässt sich das Innere des Menschen an seinem Äußeren erkennen? Diesem Interesse an Wesen, Charakter oder Seele des Menschen entsprachen Theorien, wie sich innere Eigenschaften am äußeren Leib, insbesondere am Gesicht, ablesen lassen. Ob nun Selbsterkenntnis oder Aufdeckung charakterlicher Merkmale bei anderen im Vordergrund stand, physiognomische Theorien lassen sich bis in antike Textüberlieferungen hinein verfolgen.[1] Spätere Autoren wie der Arzt und Schriftsteller Giambattista Della Porta (1535-1615) bauten auf diesen Schriften auf, indem

---

1 Eine der ältesten, mehrheitlich Aristoteles zugeordneten Textüberlieferungen trägt den Titel «Physiognomica». Aristoteles: Physiognomica, Opuscula, Teil 6, übersetzt und kommentiert von Sabine Vogt, Werke in deutscher Übersetzung, hg. von Hellmut Flashar, XVIII (Berlin 1999). Zur historischen Einordnung vgl. v.a. 187-211.

sie zum Beispiel den männlichen Körper mit dem des mutigen Löwen, den weiblichen dagegen mit dem des feigen Panthers verglichen, wobei diese Interpretation körperlicher Merkmale eine Minderwertigkeit des weiblichen Charakters belegen sollte.[2] Im 18. Jahrhundert machte die Lehre des Zürcher Theologen Johann Caspar Lavater (1741-1801) von sich reden, der aus dem menschlichen Profil auf den Charakter schloss und ebenfalls mit Vergleichen aus der Tierwelt aufwartete. Lavater legte ein umfangreiches Archiv an mit Porträts von berühmten Persönlichkeiten, Schriftstellern, aber auch einfachen Leuten und sogar Verbrechern, um deren Physiognomie zu studieren.[3] Diese umfangreiche Publikation sollte es jedermann ermöglichen, die Gesichter seiner Mitmenschen richtig zu lesen. Juliet MacMaster nennt Lavaters Werk «a kind of 'do-it-yourself' guide to facial interpretation».[4] Die große Nachfrage nach entsprechenden Anweisungen findet ihr Abbild nicht zuletzt in der Mode des frühen 19. Jahrhunderts, Schattenrisse anzufertigen, zu deuten und an Freunde zu verschenken.

Versuchte Lavater als Theologe, den Menschen an seinem Äußeren zu erkennen, bemühte sich der Arzt Franz-Josef Gall (1758-1828), die Physiognomik in die junge Wissenschaft der Neurologie einzubinden. Einerseits ging er naturwissenschaftlich vor und untersuchte das Gehirn, wo er neurologische Entdeckungen über die Beschaffenheit der Hirnsubstanz machte. Andererseits interessierte er sich auch für die Schale, in der das Gehirn liegt, also den Schädel. Mittels eines Kraniometers vermaß er den Kopf seiner Patienten und schloss daraus auf die Charaktereigenschaften. Schließlich wandte er sich der Mimik zu, versuchte auch diese zu vermessen und erweiterte so die Physiognomik. Unter anderem machte er Verbrechertypen aus, die er allein an ihren Schädelmaßen zu erkennen glaubte.

Galls Lehre, die unter dem Namen 'Phrenologie' bekannt wurde, sollte dem Arzt ein Instrument in die Hand geben, wodurch einzig mit der Untersuchung des Schädels die charakterliche, moralische und sittliche Ver-

---

[2] Giambattista Della Porta: De humana physiognomia (Vici Aequensis 1586).
[3] Johann Caspar Lavater: Physiognomische Fragmente zur Beförderung der Menschenkenntnis und Menschenliebe (Leipzig, Winterthur 1775-1778).
[4] Juliet MacMaster: Reading the Body in the 18th Century Novel (New York 2004) 53.

fassung eines jeden Menschen bestimmbar werden sollte. Obschon die Phrenologie umstritten war, galt sie als medizinische Errungenschaft und hielt im Verlauf des folgenden Jahrhunderts Einzug in die populärmedizinische Literatur. Der Naturheiler Friedrich Eduard Bilz (1842-1922) beispielsweise integrierte Galls Lehre in sein Werk *Das neue Heilverfahren. Ein Nachschlagebuch für Jedermann in gesunden und kranken Tagen*, das 1888 als frühes populärmedizinisches Nachschlagewerk erschien und über dreieinhalb Millionen Mal verkauft wurde.[5]

Die Phrenologie beeinflusste im 19. Jahrhundert auch die frühe Kriminalistik. Besonders bekannt wurde Cesare Lombrosos (1835-1909) Theorie des 'geborenen Verbrechers'.[6] In Lombrosos Zeit beschäftigte man sich intensiv mit Darwins *Entstehung der Arten*.[7] Die Evolutionslehre wurde auch auf Menschengruppen projiziert und fasste über die Vererbungslehre in der Wissenschaft Fuß. Sie wurde sowohl auf einzelne Individuen als auch auf ganze Menschengruppen bzw. 'Rassen' angewandt. Um die Wende zum 20. Jahrhundert entwickelte sich die Vererbungslehre gewissermaßen zu einer medizinischen Leitwissenschaft.[8]

Die Vererbungslehre als Leitwissenschaft

Das wissenschaftliche Interesse an Vererbungsmechanismen wuchs parallel mit dem Aufbau eines gesellschaftlichen Bedrohungsszenarios: Man sah sich einer existentiellen Gefahr ausgesetzt, der Degeneration. Angeblich 'minderwertige Rassen' wie Schwarze oder Juden würden sich mit Europäern 'mischen' und so das Erbgut dieser als hochstehend geltenden, hellhäutigen Rasse schwächen. Die europäische Bevölkerung, so die damals gängige These, habe sich durch die zivilisatorischen Bequemlichkeiten von der 'natürlichen Auslese' entfernt. Schwache, behinderte und

---

[5] Friedrich Eduard Bilz: Das neue Heilverfahren. Lehrbuch der naturgemäßen Heilweise und Gesundheitspflege (Dresden 1888).
[6] Cesare Lombroso: L'uomo delinquente. In rapporto all'antropologia, alla giurisprudenza ed alle discipline carcerarie (Torino 1876).
[7] Charles Darwin: The Origin of Species (London 1859).
[8] Jutta Person: Der pathographische Blick. Physiognomik, Atavismustheorien und Kulturkritik 1870-1930 (Würzburg 2005).

andere, von ihrer Erbmasse her als minderwertig eingestufte Menschen würden in den zivilisierten Gesellschaften nicht einfach eines natürlichen Todes sterben, sondern durch eine unnatürliche Pflege ernährt und könnten sich auf diese Weise sogar vermehren. Dadurch sei eine Verschlechterung des gesamten Erbmaterials entstanden.[9]

Gegen diese zunehmende Degeneration wurde ein Mittel propagiert: die Eugenik. Eugenik meinte die Fortpflanzungsbeschränkung auf eine als wertvoller beurteilte Bevölkerungsgruppe – oder andersherum, die Einschränkung der Fortpflanzung angeblich minderwertiger Menschen, verbunden mit der konkreten Forderung nach Ehebeschränkungen, Abtreibungen oder Sterilisationen. Das Ziel entsprechender Maßnahmen lag in der Idee, die zukünftige Erbmasse der Bevölkerung aufzuwerten.[10]

Unter der Vererbungslehre als Leitwissenschaft und vor dem Hintergrund einer behaupteten Degenerationsbedrohung durchdrangen eugenische Ideen in den 1920er und 1930er Jahren praktisch jede medizinische Disziplin. Von dieser neuen Lehre erhoffte man sich gewissermaßen eine 'Heilung' der Gesellschaft. Zentral für die Eugenik allerdings war die Deutungsmacht, Menschen aufgrund bestimmter Merkmale als degeneriert abzustempeln.

Diese Aufgabe lag insbesondere bei der Psychiatrie, der Forensik, der Geburtshilfe und der Kinderheilkunde. Womit konnte man der gesellschaftlichen Degeneration besser begegnen, als dadurch, bereits im Kindesalter die Degeneration eines Individuums zu erkennen? Wenn man degenerierte Menschen in jungen Jahren identifizierte, konnte man sie aus ihren erbbiologisch belasteten Familien entfernen und in einem geeigneteren Milieu aufwachsen lassen, damit sich ihre 'minderwertigen' Anlagen weniger entwickeln. Aufbauend auf diesen Gedanken suchten Ärzte ihre Patienten auf degenerierte Merkmale ab. Sie lasen Körper als Ausformungen von Erbanlagen.

Die Fahndung nach Minderwertigkeit bezog sich unter anderem auf die Diagnose 'Neuropathie', die später von der Bezeichnung 'Psychopa-

---

9 Vgl. z.B. Daniel Pick: Faces of degeneration: a European disorder, c. 1848 – c. 1918 (Cambridge 1996).
10 Vgl. z.B. Peter Weingart, Jürgen Kroll, Kurt Bayertz: Rasse, Blut und Gene (Frankfurt a.M. 1992) 139-198.

thie' überlagert wurde: Als 'Neuropathen' wurden in der Regel 'moralisch tiefstehende' Personen mit Neigung zur Kriminalität bezeichnet. Die Diagnose 'Neuropathie' nahm bei der Identifizierung potentieller Verbrecher und anderer Personen mit minderwertigem Erbgut gewissermaßen eine Schlüsselrolle ein, da sie die seelische Ausformung degenerierter Erbanlagen mit körperlich erkennbaren Symptomen zusammenbrachte.[11]

Die Pädiatrie als fruchtbarer Boden für die Eugenik

Bereits Lombroso hatte die Meinung vertreten, minderwertige und kriminelle Anlagen ließen sich bereits im Kindes- und Jugendalter erkennen. Die noch junge Disziplin der Kinderheilkunde erwies sich für diese Theorie als fruchtbarer Boden. Emil Feer (1864-1955), der erste Professor für Kinderheilkunde an der Universität Zürich und zugleich Direktor des Kinderspitals, hielt kurz vor seinem Stellenantritt 1905 eine öffentliche Rede, in der er zu Lombrosos Ideen Stellung bezog. Feer vertrat die Meinung, dass Rasseeinheit die Eigenschaften eines Volkes erhalten würde. Als Beispiel führte er die «kaufmännische Begabung» der Juden und den «unvertilgbaren Drang zum Vagabundieren, Arbeitsscheu und daraus hervorgehend Sucht zum Stehlen» der «Zigeuner» an. Feer stand Lombrosos These des 'geborenen Verbrechers' zwar nicht unkritisch gegenüber, doch war er der Auffassung, dass diese Lehre trotz einiger Fehlüberlegungen «auch viel Wahres» enthalte, etwa dass sich Gewohnheitsverbrecher an «Physiognomie, Schädel, Gehirn etc.» erkennen ließen.[12] Bereits in Amt und Würde vertrat Feer in den 1920er Jahren die Ansicht, zur «Verbesserung und Veredelung der Rasse» müssten die Fürsorgebehör-

---

[11] Heute wird unter dem Begriff 'Psychopathie' mehrheitlich eine asoziale Persönlichkeitsstörung verstanden, wogegen das historische Verständnis eine Vielfalt von Auffälligkeiten umfasste. Vgl. hierzu Michael Gregor Kölch: Theorie und Praxis der Kinder- und Jugendpsychiatrie in Berlin 1920-1935. Die Diagnose 'Psychopathie' im Spannungsfeld von Psychiatrie, Individualpsychologie und Politik (Diss. FU Berlin 2002) 21-28.

[12] Emil Feer: Die Macht der Vererbung. Akademischer Vortrag, gehalten in der Aula des Basler Museums (Basel 1905) 25. Vgl. auch Nadja Ramsauer: «Verwahrlost». Kindswegnahmen und die Entstehung der Jugendfürsorge im schweizerischen Sozialstaat 1900-1945 (Zürich 2000) 185.

den hart gegen die Unterschichten vorgehen. Die «Verhütung der Kinderzeugung durch minderwertige Elemente», so Feer, könne nur durch «einen gesetzlichen Austausch von Gesundheitszeugnissen vor der Eheschliessung» oder durch die Unfruchtbarmachung erreicht werden.[13]

Feer war kein Fanatiker, sondern verstand sich als moderner Arzt und Wissenschaftler, der die medizinischen Lehrmeinungen seiner Zeit in sein Fach integrierte und sie zum Wohle der Allgemeinheit auszulegen versuchte. Eugenisches Gedankengut vertraten auch andere Medizinprofessoren der Universität Zürich, unter ihnen der Psychiater Auguste Forel (1848-1931) und sein Nachfolger Eugen Bleuler (1857-1939).[14]

Patientenfotografien für die medizinische Lehre

Schon bevor Feer nach Zürich ging, legte er eine Lehrbildersammlung an, die er später am Zürcher Kinderspital erweiterte. Sie diente auch zur Illustration der pädiatrischen Lehre und wissenschaftlichen Literatur. Berühmt wurde Feer vor allem durch zwei Werke: sein *Lehrbuch der Kinderheilkunde* und seine *Diagnostik der Kinderkrankheiten*, die beide in mehreren Auflagen erschienen und zahlreiche Abbildungen aus der Lehrbildersammlung enthielten.[15] Feers Schüler und Nachfolger Guido Fanconi (1892-1979) führte diese Sammlung bis in die frühen 1950er Jahre weiter.[16]

Die Lehrbildersammlung enthielt Fotografien von Patienten des Kinderspitals, die auf Kartons aufgeklebt und nach verschiedenen diagnostischen Kategorien abgelegt wurden. Die Kartons ließen sich in ein Übertragungsgerät, das sogenannte Episkop, einschieben, das eine Projektion

---

13 Zitiert in: Magdalena Schweizer: Die psychiatrische Eugenik in Deutschland und in der Schweiz zur Zeit des Nationalsozialismus (Bern 2002) 224, und N. Ramsauer: «Verwahrlost», 185.

14 Zu den Propagandisten eugenischen Gedankenguts an Schweizer Hochschulen vgl. M. Schweizer: Psychiatrische Eugenik, 109-138.

15 Emil Feer: Lehrbuch der Kinderheilkunde (Jena 1911) sowie ders.: Diagnostik der Kinderkrankheiten (Berlin 1921).

16 Heute steht die Lehrbildersammlung des Kinderspitals Zürich im Archiv des Medizinhistorischen Instituts und Museums der Universität Zürich, Bestand MHIZ IN 7.

im Unterricht erlaubte. Diese Vermittlungstechnik wurde damals auch in anderen Fächern beliebt und kam an der Universität Zürich häufiger zum Einsatz. Für die ausgesprochen visuellen medizinischen Veranstaltungen brachten diese Projektoren eine Vereinfachung mit sich: Statt für jede Diagnose mehrere Patienten in den Vorlesungssaal zu bitten, fotografierte man Patienten mit besonders deutlichen Merkmalen, sammelte die Bilder nach Kategorien und konnte sie beliebig vorführen. Die wiederholte Vorführung schulte den ärztlichen Blick. Die Ärztin oder der Arzt sollte auf den ersten Blick erkennen können, welche Krankheitsbilder diagnostisch in Frage kommen. Mit der Einprägung bestimmter Bilder als Zeichen von Krankheiten eignen sich Mediziner bis heute eine spezifische Lesart des Körpers an.

Ein Haarschopf als Erkennungszeichen

Eine Kategorie in der Lehrbildersammlung des Kinderspitals Zürich wurde mit dem Begriff «Physiognomik» betitelt. In dieser Kategorie befinden sich Kartons, auf denen unter der aufgeklebten Fotografie der Name des Symptoms und der zugehörigen Krankheit notiert wurden. Die Bilder in dieser Kategorie sollten jeweils eine krankheitsspezifische Physiognomie des Kindes zeigen; unter ihnen finden sich etliche Fotos mit der Beschriftung 'Neuropathie'. Diese Bilder dienten dazu, den ärztlichen Blick auf die typischen körperlichen Symptome einer 'Neuropathie' hin zu schärfen, und vermittelten so eine spezifisch eugenische Lesart des kindlichen Körpers.[17]

Als eines der auffälligsten Merkmale sticht ein steil aufgerichteter Haarschopf hervor, der mit nicht weniger als zehn Bildern in der Sammlung vertreten ist. Eines dieser Bilder zeigt einen Säugling von drei Monaten.[18] Der Haarschopf wird, wie die Beschriftung erklärt, als «Freud'scher

---

[17] Vgl. zur Kontextualisierung dieser Sammlung Iris Ritzmann: Weiche Ohren und Affenfurche: Degeneration und Eugenik in Zürcher pädiatrischen Lehrmitteln, in: dies., Wiebke Schweer, Eberhard Wolff (Hg.): Innenansichten einer Ärzteschmiede: Lehren, lernen und leben – aus der Geschichte des Zürcher Medizinstudiums (Zürich 2008) 77-106.
[18] MHIZ IN 7, Karton XXI.4:4, Foto 1.11.1944.

Haarschopf» bezeichnet. Eigentlich aber hieß der Haarschopf damals 'Freundscher Haarschopf', benannt nach Walther Freund (1874-1952), einem Kinderarzt in Breslau.[19] Dieser vertrat die Meinung, dass aufgestellte Haarschöpfe bei unruhigen Kindern besonders häufig auftreten würden. Diese These griffen nun verschiedene Fachkollegen auf, unter ihnen Heinrich Finkelstein (1865-1942). Durch die Annahme Freunds geprägt, beobachtet Finkelstein nun ebenfalls zahlreiche Haarschöpfe bei 'Neuropathen'. Er war seiner Sache so sicher, dass er dem 'Freundschen Haarschopf' in seinem *Lehrbuch der Säuglingskrankheiten* einen «diagnostischen Wert» zumaß.[20] Als Synonym für den 'Freundschen Haarschopf' findet sich in verschiedenen pädiatrischen Veröffentlichungen der Begriff 'Neuropathenschopf', der die Zuordnung zur Diagnose 'Neuropathie' klarer erkennen ließ (Abb. 1).

Als Guido Fanconi 1929 die Direktion des Kinderspitals Zürich übernahm, hatte sich die Theorie der degenerativen Zeichen längst zur Lehrmeinung gemausert und wurde – wie andere Krankheitsbilder auch – für Lehre und Forschung dokumentiert. Die oben beschriebene Fotografie gelangte aller Wahrscheinlichkeit nach durch Fanconi selbst in die Lehrbildersammlung und wurde auch von ihm beschriftet. Genau derselbe sprachliche Fehler, nämlich, die Namen der Ärzte Freud und Freund miteinander zu verwechseln, findet sich in einer Publikation, in der Guido Fanconi auf die 'neuropathischen' Zeichen im Kindesalter einging: «Schon im ersten Lebensjahr kann man den Neuropathen vom Gesunden unterscheiden: großer Bewegungsdrang, schlechter Schlaf [...], ja auch körperliche Symptome, wie graziler Körperbau, Freud'scher Haarschopf, Blässe zeichnen den Neuropathen aus»,[21] schrieb er 1927 in der *Schweizerischen Medizinischen Wochenschrift*.

---

19 Walther Freund: Über eine klinisch bemerkenswerte Form der Kopfbehaarung beim Säugling, in: Monatsschrift für Kinderheilkunde 9 (1910) 62-64. Zur Biographie von Freund vgl. Eduard Seidler: Jüdische Kinderärzte 1933-1945: entrechtet / geflohen / ermordet (Basel 2007) 213-215.
20 Heinrich Finkelstein: Lehrbuch der Säuglingskrankheiten (Berlin 1921) 192. Zur Biographie von Finkelstein vgl. E. Seidler: Jüdische Kinderärzte, 150-151.
21 Guido Fanconi: Die erzieherischen Aufgaben des Kinderarztes, in: Schweizerische Medizinische Wochenschrift 57 (1927) Nr. 37, 881.

Lesarten des Körpers im Zeitalter der Eugenik 51

Freud'scher Haarschopf bei Dystrophie

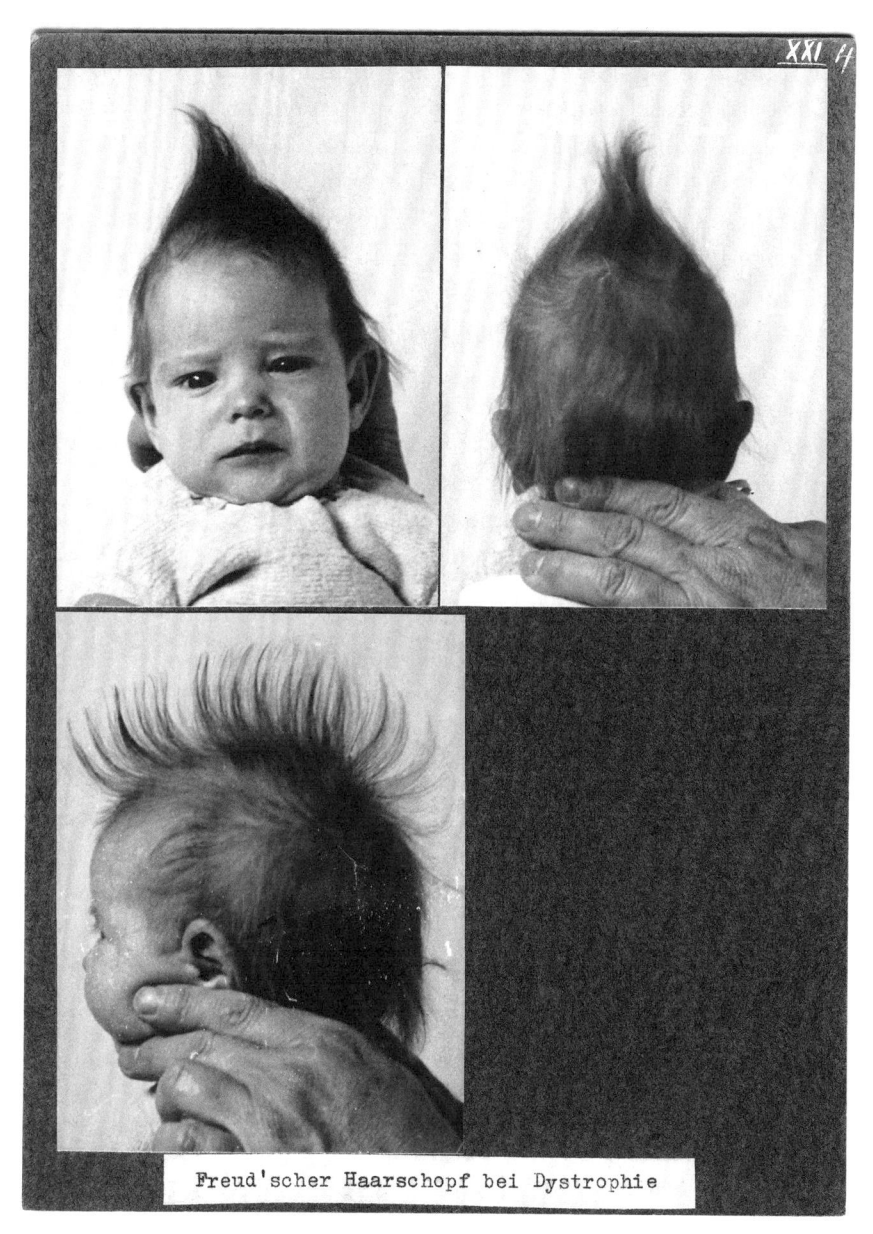

Abb. 1 'Freundscher Haarschopf' in der Lehrbildersammlung
(MHIZ IN7, Karton XXI.4:4, Foto 1.11.1944).

Bereits die wenigen Angaben auf den Kartons weisen darauf hin, dass Kinder im Säuglingsalter in erster Linie wegen Ernährungsstörungen ins Kinderspital gebracht wurden. Diese Störungen boten den Ärzten bereits einen ersten Anhaltspunkt für ein 'neuropathisches' Verhalten der Kinder. Wenn nun noch ein 'Neuropathenschopf' sichtbar war, ergab sich die Diagnose schnell. Auch wenn die 'Neuropathie' keineswegs einheitlich beschrieben wurde, so galt sie doch überwiegend als Erbkrankheit, die sich darum schon im Säuglingsalter bemerkbar machen konnte. Der Haarschopf erwies sich als äußerst praktisches, leicht erkennbares Instrumentarium, eine Degeneration bereits in der Wiege auszumachen.

Warum aber las man ausgerechnet einen steil aufgerichteten Haarschopf als degeneratives Zeichen? Die Logik ergibt sich aus der Metaphorik: Das widerspenstige Haarbüschel richtete sich gegen den Willen der Erzieher und wurde zumindest in den ersten zwei Dritteln des 20. Jahrhunderts als unordentlich und aufmüpfig interpretiert.

Willkürliche Diagnostik

Der Haarschopf war nur eines von zahlreichen 'degenerativen Stigmata', die eine erbliche Minderwertigkeit anzeigen sollten. Der Kerngedanke ging auf Bénédict Augustin Morel (1809-1873) zurück, der den Degenerationsbegriff auf alle Geisteskrankheiten bezog und die betroffenen Menschen an morphologisch-anthropometrischen Zeichen erkennen wollte. Auf Morels Thesen baute die Theorie der 'psychopathischen Minderwertigkeit' auf, die trotz grundsätzlicher Zweifel in Wissenschaftlerkreisen ein gewisses Eigenleben zu führen begann.[22] Die 'degenerativen Stigmata' konnten wie beim Haarschopf für jeden sichtbar sein. Doch die Diagnose 'Neuropathie' war auch an anderen Merkmalen abzulesen, die einer ausführlichen Interpretation bedurften. Die Verhältnisse der Finger- oder Zehenlängen zueinander, das hohe oder tiefe Ansetzen des Daumens, der Verlauf der Handlinien oder die Beugehaltung bestimmter Finger ließen vergleichsweise viel Spielraum zur Interpretation. Als ab-

---

22 Carlo Wolfisberg: Heilpädagogik und Eugenik. Zur Geschichte der Heilpädagogik in der deutschsprachigen Schweiz (1800-1950) (Zürich 2002) 87.

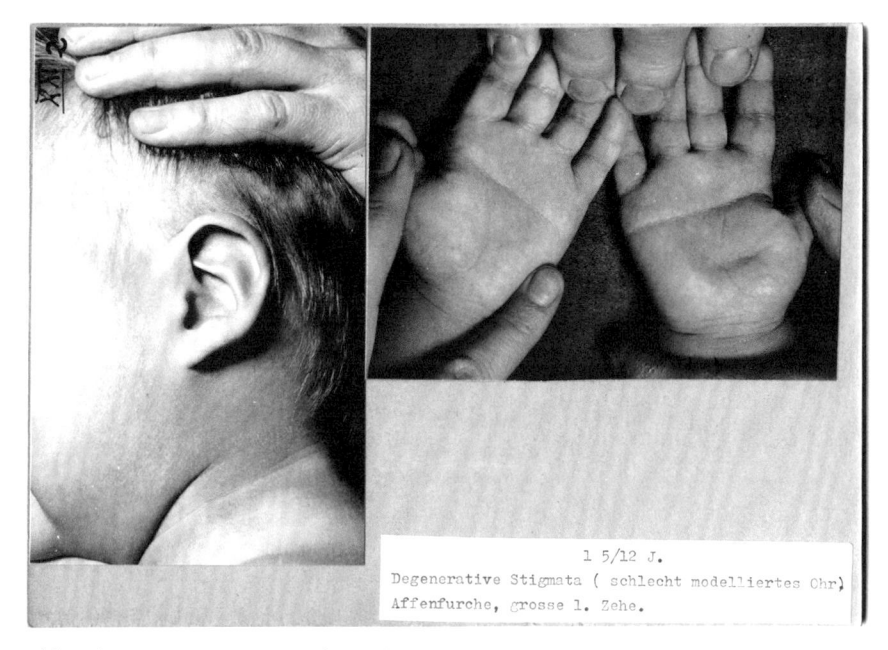

Lesarten des Körpers im Zeitalter der Eugenik 53

Abb. 2 'Degenerative Stigmata' an Ohr und Händen
(MHIZ IN 7, Karton XXI.2:2, Foto 31.10.1951).

soluter Favorit aber galten die Ohren. Man konnte eigentlich jedes Ohr als degeneriert beschreiben. So wurde ein wenig modelliertes Ohr, ein stark modelliertes Ohr, ein abstehendes oder anliegendes, ein großes oder kleines Ohr als 'degeneratives Stigma' beschrieben.[23] (Abb. 2)

Die Lesart des Körpers wurde beliebig, verlieh dem Arzt die Macht, losgelöst von logischen, nachvollziehbaren Definitionen Degenerationszeichen aufzufinden. Gerade und ausdrücklich die Unspezifität dieser Merkmale öffnete die Möglichkeit, sozusagen beliebig degenerierte Personen zu identifizieren. Das Typische an dem einzelnen Ohr, Gesicht oder Fuß war nur dem diagnostizierenden Arzt selbst zugänglich, er definierte absolut autark.

---

[23] Peter Strasser: Verbrechermenschen. Zur kriminalwissenschaftlichen Erzeugung des Bösen (Frankfurt a.M. ²2005) 58.

Wie ließ sich diese Willkür dennoch wissenschaftlich rechtfertigen? 'Degenerative Stigmata' kommen in dieser Zeit in Publikationen zwar immer wieder vor, ihre Beschreibungen jedoch sind uneinheitlich. Besonders häufig werden Körperasymmetrien, verstärktes Haarwachstum, zusammengewachsene Augenbrauen, Linkshändigkeit und Normabweichungen der Ohren genannt. Der Kinderarzt und spätere Lehrstuhlinhaber Jussuf Ibrahim (1877-1953),[24] der zu Feers Lehrbuch einen längeren Artikel beisteuerte, zählt zu den 'degenerativen Stigmata': «Schädelasymmetrien, Verbildungen der Ohren und Genitalien, Kryptorchismus, Strabismus, Fazialisdifferenzen, Linkshändigkeit usw.»[25] Sie seien vor allem dann von Bedeutung, wenn mehrere Degenerationszeichen gleichzeitig vorhanden seien.

Eugenik floss an den Hochschulen in so gut wie jedes medizinisch-psychologische Fach ein. Ihre Attraktivität lag in ihrer Vision, die Macht zu haben, Menschen zu züchten und damit die Nation zu retten.[26] Diese gesellschaftliche Dimension trat auch in der Gleichsetzung von Armut, Devianz und Minderwertigkeit zutage.

War die eugenische Leitideologie so dominant, dass man sich ihr gar nicht entziehen konnte? Zumindest bedurfte es einer beachtlichen Eigenständigkeit des Denkens. Der anarchistische Arzt Fritz Brupbacher (1874-1945) wandte sich als einer der wenigen explizit gegen die Eugenik. Bereits 1935, während ganz Europa im Bann der neuen Lehre stand, empörte er sich: «Wenn [...] wie in Deutschland, der Staat will, dass man alles wisse von der Vererbung, so kuschen alle Wissenschafter und schreiben nur noch über Rasse und Vererbung. Es ist zum Kotzen.»[27] Brup-

---

24 Erst Jahrzehnte nach Ibrahims Tod wurde bekannt, dass dieser aktiv an der Kindereuthanasie beteiligt war. Vgl. hierzu den Bericht der Untersuchungskommission auf http://www2.uni-jena.de/journal/unimai00/ibrahim.htm (letzte Abfrage 3.2.2012).
25 Jussuf Ibrahim: Krankheiten des Nervensystems, in: Emil Feer (Hg.): Lehrbuch der Kinderheilkunde (Jena [11]1934) 505.
26 Heinz Schott, Rainer Tölle: Geschichte der Psychiatrie. Krankheitslehren – Irrwege – Behandlungsformen (München 2006) 99-107.
27 Fritz Brupbacher: 60 Jahre Ketzer. «Ich log so wenig als möglich.» Selbstbiographie (Zürich 1935) 310.

bacher bildete mit seiner Kritik allerdings eine Ausnahme, auch und gerade unter sozial engagierten Ärztinnen und Ärzten.[28]

Die Umsetzung eugenischer Theorien in die Praxis

Wie wirkte sich die eugenische Lesart des Körpers auf die konkret betroffenen Patienten aus? Aufgrund der Angaben auf den Bildern konnte ich einige der zugehörigen Krankengeschichten aus dem alten Kinderspital im Staatsarchiv ausfindig machen und einsehen. Diese Krankengeschichten zeigen, dass besonders Kinder aus ärmeren Bevölkerungsschichten und sozial schwierigen Verhältnissen von der Diagnose 'Neuropathie' und analogen degenerativen Krankheitsbezeichnungen betroffen waren. In der Regel boten diese Kinder anamnestische Hinweise auf 'moralisches Fehlverhalten' der Eltern oder auf eigenes 'kriminelles Potential'. Stand ein Verdacht auf degeneriertes Erbgut einmal im Raum, stieß die körperliche Untersuchung mit einem eugenisch geprägten, ärztlichen Blick meist auch auf die gesuchten Symptome.

Eine entsprechende Aufzählung findet sich in der Krankengeschichte eines zweijährigen Mädchens, das 1948 wegen Schwierigkeiten bei der Nahrungsaufnahme ins Kinderspital gelangte.[29] Neben einem familiären Kleinwuchs und der «typisch neuropathischen Konstitution» wurden ausdrücklich als 'degenerative' Zeichen «weiche, angewachsene Ohrläppchen, Hypertelorismus[30], Cutis laxa[31], Klinodactylie[32]» aufgezählt. Die Mutter des Kindes wurde in der Krankengeschichte als französisches Kindermädchen beschrieben, deren Vater ein «schwerer Alkoholiker» sei. Während der Eintrittsstatus noch von einem lebhaften, aufgeweckten Mädchen sprach, hieß es zwei Monate später: «Benimmt sich oft wie ein

---

[28] Lina Gafner: «Mit Pistole und Pessar». Sexualreform und revolutionäre Gesellschaftskritik im Zürich der 1920er und 1930er Jahre (Nordhausen 2010) 129-136, wobei die Argumentation, Brupbacher sei der Eugenik positiv gegenübergestanden, da er sich nicht kritisch geäußert habe, letztlich nicht überzeugt, vgl. S. 31.
[29] Staatsarchiv Zürich (im Folgenden StAZH), Akzession 2000/020, Journalnr. 6054/1948.
[30] Weiter Abstand der Augen.
[31] Hohe Elastizität der Haut.
[32] Beugung der Fingergelenke.

kleines Äffchen», eine Beobachtung, die als Hinweis auf ein atavistisches Verhalten gedeutet werden konnte. Immer wieder wird erwähnt, wie das Kind mit auffälligem Verhalten die Aufmerksamkeit auf sich zu lenken versuchte. Als es nach beinahe dreimonatiger Beobachtungszeit aus dem Kinderspital entlassen wurde, hielt der Austrittsbericht fest: «Ausgesprochen lebhafter überintelligenter Neuropath [...] mit den oben beschr. deg. Stigmata.» Diese 'Stigmata' waren wohl auch der Grund, warum die Fotografie des Mädchens in die Lehrbildersammlung eingeordnet wurde. Unter der Fotografie steht schlicht: «Neuropath mit deg. Zeichen».[33]

Wie wirkte sich diese Diagnostik auf das Mädchen aus? Es findet sich als letzter Eintrag im Krankenjournal lediglich die kurze Notiz: «Wird nach Affoltern verlegt.» Die Kleine kam also nicht mehr nach Hause, sondern in ein Kinderheim. Diese Vorgehensweise entsprach den üblichen ärztlichen Empfehlungen, wie man mit 'neuropathischen' Kindern verfahren solle. Sie finden sich beispielsweise auch in Ibrahims Beitrag über die Krankheiten des Nervensystems. Im Kapitel «Neuropathie»[34] schlägt er explizit den Milieuwechsel vom Elternhaus in ein Landerziehungsheim vor, damit die betroffenen Kinder Unterordnung, Wahrhaftigkeit, Bedürfnislosigkeit und Zügelung der Affekte erlernen. Zudem würden fleischarme Diät, rechtzeitiges Zubettgehen und «forcierte Abhärtungskuren mit kaltem Wasser» zur Heilung beitragen.

Kindergesichter lesen

Zu den 'neuropathischen' Symptomen gehörten verschiedene Verhaltensweisen, die Ibrahim mit dem Begriff der «Moral insanity» zusammenfasste. Sie hatten vor allem gemeinsam, dass sie den bürgerlichen Vorstellungen eines gutzerzogenen und manierlichen Kindes entgegenstanden. Bei der Diagnose 'Neuropathie' überschnitten sich Medizin, Moral und Eugenik. Im Rahmen dieser Diagnose stand das 'Lügen', das mit der seriös anmutenden lateinischen Begrifflichkeit 'Pseudologia phantastica' einen medizinischen Krankheitswert erhielt. Sie pathologisierte Kinder, die

---

[33] MHIZ IN 7, Karton XXI.3:16, Foto 14.5.1948.
[34] J. Ibrahim: Krankheiten, 417-520, hier 507-508.

Fantasie und Wirklichkeit nicht klar auseinanderhielten. Dieses 'Lügen' nahm den Stellenwert einer präkriminellen Identifizierung ein, wie man Ibrahims Abhandlung entnehmen kann. An entsprechender Stelle wurde eine Abbildung eingefügt, die wiederum aus der Lehrbildersammlung des Kinderspitals stammte.[35] Sie zeigte das Gesicht eines solchen 'Lügners', damit der zukünftige Kinderarzt den ärztlichen Blick eintrainieren konnte. Das Porträt wurde zwar im Kapitel «Das psychopathische Kind» – und nicht unter «Neuropathie» – eingefügt, zeigt der Bildlegende zufolge aber einen typischen «Neuropath(en) und Phantasielügner». Was ist denn nun auf dem Bild an spezifischen Merkmalen zu entdecken? (Abb. 3 u. 4)

Da keines der Degenerationszeichen auf der Abbildung erkennbar hervorsticht, verglich ich das publizierte Bild mit der entsprechenden Fotografie in der Lehrbildersammlung. Sie trägt die Beschriftung «Psychopath, Phantasie-Lügner», weist aber auch keine weiterführenden Charakteristika auf.[36] Vielleicht erschloss sich diese besondere Lesart des Körpers mit dem Krankenjournal? Das entsprechende Dossier aus dem Jahr 1916 schildert die Wahrnehmung eines vierjährigen Jungen, der aufgrund von Wutausbrüchen und Schlafstörungen kinderärztlich abgeklärt wurde.[37] Die Diagnose 'Pseudologia phantastica' kam zustande, nachdem der Vierjährige eingenässt hatte und vorgab, es hätte ins Bett geregnet. An einer Stelle thematisierte der behandelnde Arzt effektiv das Gesicht des Jungen: «Gesichtsausdruck hat sicher etwas gewalttätiges», steht am Tag des Austritts, an dem vermutlich die Fotografie entstand, im Krankenjournal. Es ist also davon auszugehen, dass im Bild in eugenischer Lesart ein gewalttätiger Gesichtsausdruck sichtbar wurde, der das Verbrecherpotential des Jungen aufzeigen sollte. Ein Vergleich der publizierten mit der unpublizierten, in der Bildersammlung verbliebenen Aufnahme erhärtet die Annahme, dass Feer für die Publikation im Lehrbuch bewusst das Bild mit einer ängstlicheren Mimik, einem starren Blick, zusammengepressten Lippen und zum Weinen ansetzenden Mundwinkeln wählte.

---

[35] Ebd., 510.
[36] MHIZ IN 7, Karton XXI.3:6, Foto Okt. 1916.
[37] StAZH, Akzession 2000/020, Journalnr. 455/1916.

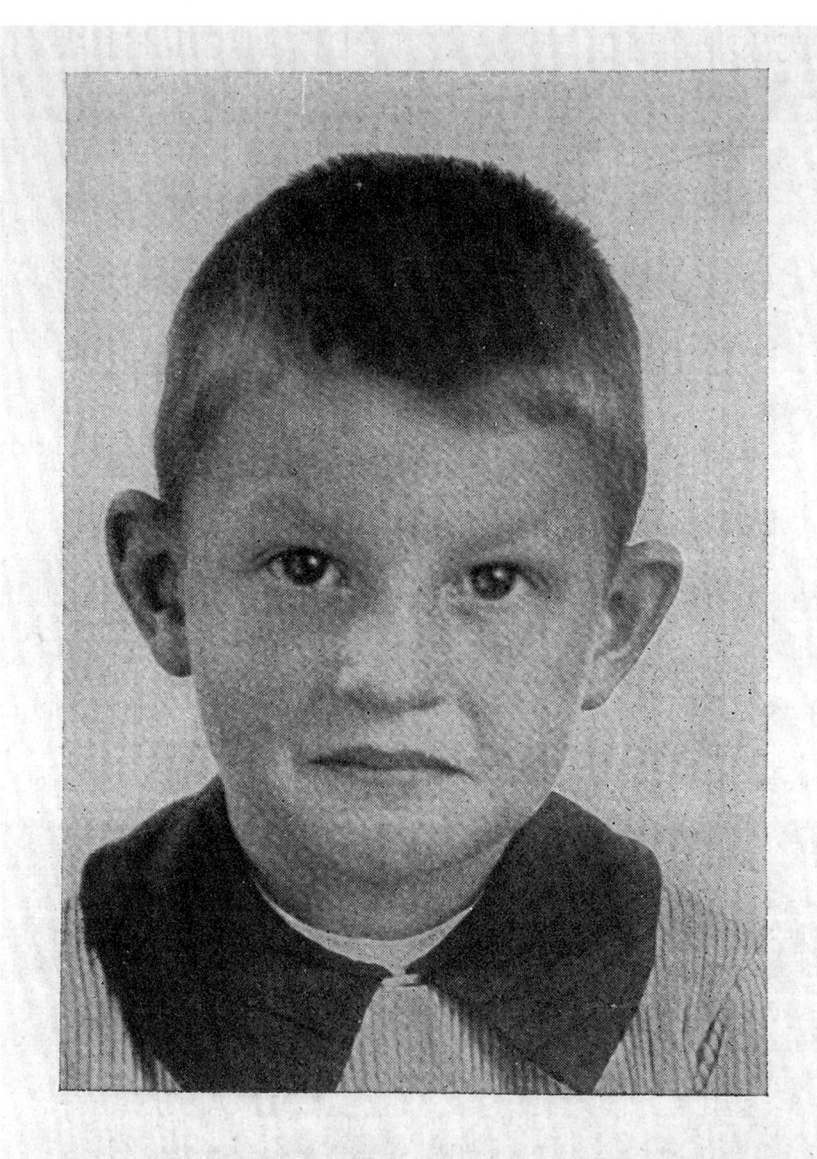

Fig. 156. Neuropath und Phantasielügner. 4½ Jahre alt. (Zürcher Kinderklinik, Prof. Feer.)

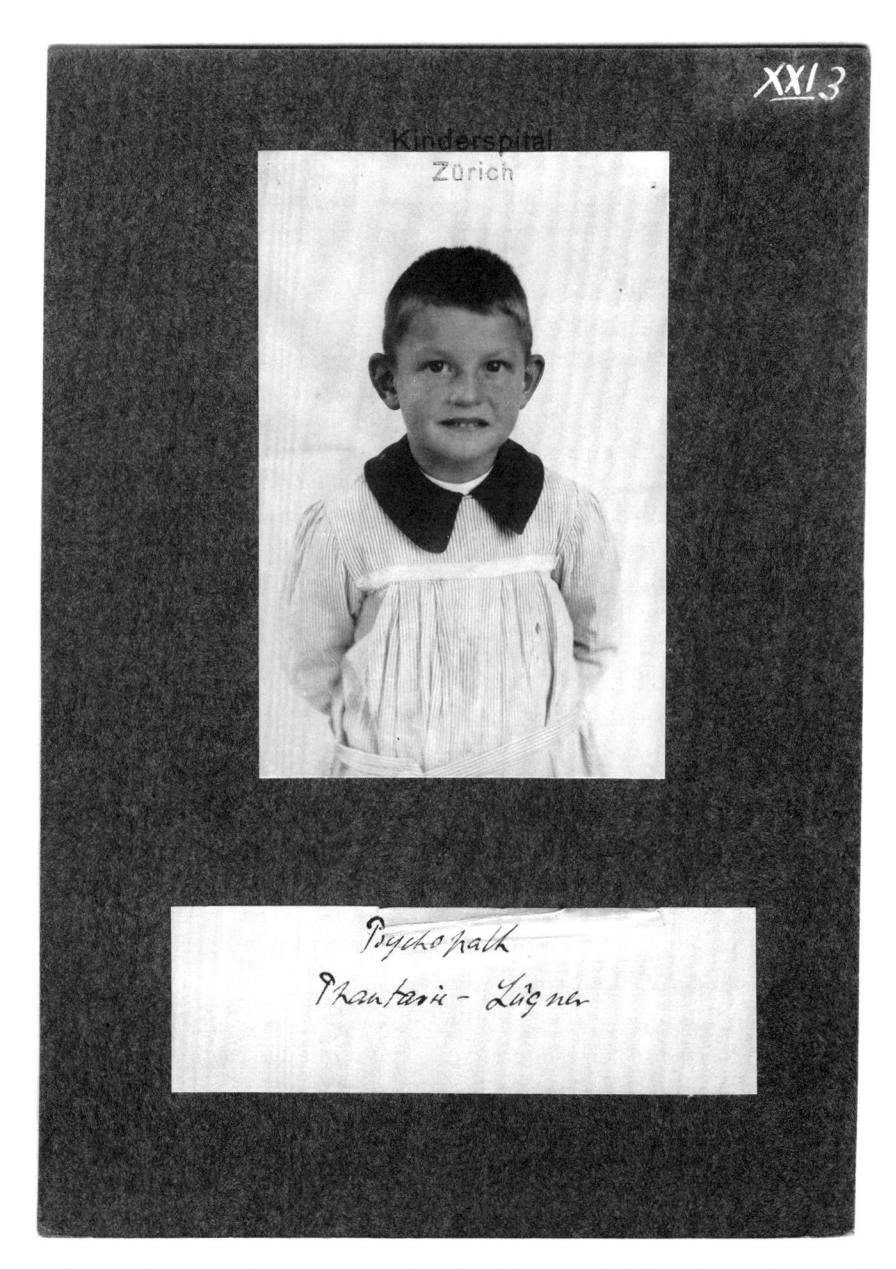

Lesarten des Körpers im Zeitalter der Eugenik 59

Abb. 3 u. 4 Phantasielügner in Feers *Lehrbuch der Kinderheilkunde* ([11]1934, S. 510) und in der Lehrbildersammlung (MHIZ IN 7, Karton XXI.3:6, Oktober 1916).

Fortbestand der eugenischen Lesart?

Ein anderes Patientendossier berichtet davon, wie 1935 ein fünfjähriger Junge ins Kinderspital gelangte, weil er einnässte, die Schule schwänzte und Lügengeschichten erzählte.[38] Der Vater war Handlanger, die Mutter Schneiderin. Im Aufnahmestatus beschreibt der untersuchende Arzt den Jungen folgendermaßen:

> Pat. fällt sogleich durch seinen von allen Seiten nach oben gerichteten Haarschopf auf, der ihm etwas Clown-ähnliches gibt. Die Stirne ist auffallend rund und gewölbt, die Augen durch die breite Nasenwurzel auseinander gedrängt, mit breiten, dünnbesäten, nach oben gerichteten Augenbrauen, die nur seitlich gewachsen sind und die breite Nasenwurzel ganz unbedeckt lassen. Der Mund ist klein, es besteht eine Prognatie mit hohem, schmalem Gaumen. – Die Ohren sind nicht besonders groß, wenig abstehend, haben eine große, tiefe innere Muschel. (Abb. 5)

Diese Lesart des Körpers zielt auf den Nachweis 'degenerativer Stigmata' ab. Die Krankengeschichte verzeichnet weitere Stationen im Leben dieses Jungen wie verschiedene Fremdplazierungen und Heimeinweisungen und schließlich Aufenthalte in psychiatrischen Institutionen. Die Fotografie des Jungen wurde später in das *Lehrbuch der Pädiatrie* von Guido Fanconi und Arvid Wallgren (1889-1973) aufgenommen. Die Bildlegende lautet: «Degenerativer Typus». Handelt es sich lediglich um ein weiteres Beispiel eugenischer Körperwahrnehmung? Der Unterschied zu den vorangehenden Beispielen besteht primär darin, dass dieses Lehrbuch fünf Jahre nach der nationalsozialistischen Ära erstmals herauskam. Von 1950 an blieb es über zwanzig Jahre das wichtigste Referenzwerk der deutschsprachigen Pädiatrie und wurde in neun Sprachen übersetzt. Dieses moderne Pädiatrielehrbuch enthielt nicht nur die Fotografie des Jungen, dessen Körper als «Degenerativer Typus» mit den Symptomen «Dyskranie, Haarschopf. Cutis laxa» gelesen werden sollte. Es finden sich auch Abbildungen vom Haarschopf und von einem typischen «Neuropathengesicht», die aus der Lehrbildersammlung stammten.[39] Dieses 'moderne' und rundum gepriesene Lehrbuch vermittelte also 'degenerative Stigmata'

---

38 StAZH, Akzession 2000/020, Journalnr. 5085/1935, Journalnr. 5658/1936, Journalnr. 2455/1943.

39 Guido Fanconi, Arvid Wallgren (Hg.): Lehrbuch der Pädiatrie (Basel ³1954) 50 u. 64.

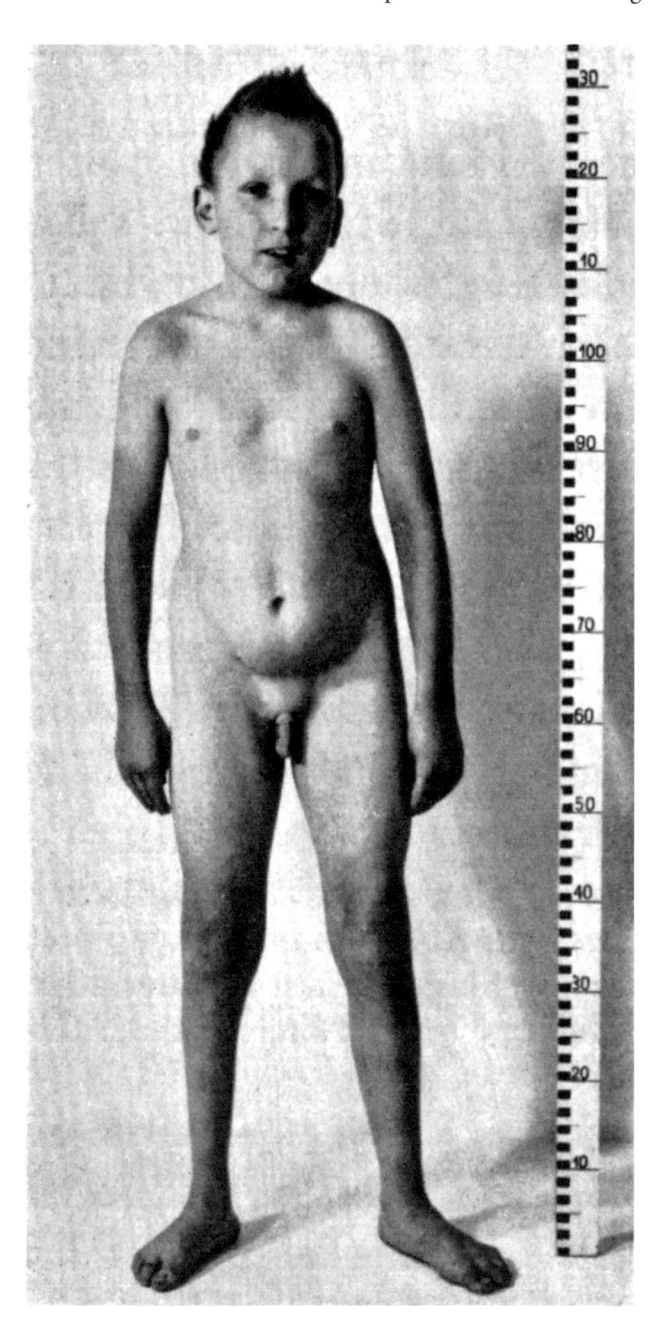

Abb. 5 Degenerativer Typus im *Lehrbuch der Pädiatrie* von Fanconi und Wallgren (³1954, S. 64).

im Kindesalter. Trotz mehrfacher inhaltlicher Überarbeitung blieb das Bild des Jungen über mehrere Auflagen, die Säuglingsbilder gar bis in die letzte Auflage von 1972 im Lehrbuch und prägte damit die pädiatrische Blickschulung und die eugenische Lesart noch über Jahrzehnte (Abb. 6).

Die Degenerationsbilder standen auch in der Nachkriegsära im engsten Kontext zur Eugenik. Das verdeutlicht eine Textstelle im zweiten Kapitel des Lehrbuchs von Fanconi und Wallgren mit dem Titel «Gruppenmedizinische Fragen in der Kinderheilkunde» des Stockholmer Pädiatrieprofessors Curt Gyllensward (1894-1980), die an prominenter Stelle plaziert wurde und bis in die späten 1960er Jahre unverändert blieb. Unter dem Titel «Verhütung unerwünschten Nachwuchses» wird dort sogar die Zwangssterilisation propagiert. Zwar bestünden auch andere «Maßregeln zur Verhütung nicht wünschenswerten Nachwuchses» wie Geburtenbeschränkung, Eheschließungsverbot, Internierung und Schwangerschaftsabbruch. Da die Geburtenbeschränkung aber auf Freiwilligkeit beruhe, versage sie «gerade bei den ethisch tief stehenden Bevölkerungsschichten». Die Sterilisation dagegen sei in vielen Ländern auf eugenische bzw. soziale Indikation hin gesetzlich vorgeschrieben, wenn beispielsweise «die Gefahr der Übertragung nachteiliger Erbanlagen auf die Nachkommenschaft oder Unfähigkeit sich dieser anzunehmen» vorliege.[40]

Die eugenische Lesart des Körpers leitete sich aus dem Bedürfnis ab, Andersartige, Kriminelle und Asoziale mit entsprechenden 'degenerativen Stigmata' kenntlich zu machen und zu stigmatisieren. Glücklicherweise haben wir dieses Kapitel geschlossen. Oder doch nicht?

Wer in der aktuellen medizinischen Fachliteratur nach 'degenerativen Stigmata' sucht, entdeckt schnell, dass dieser Begriff nach wie vor im althergebrachten Sinn angewendet wird. So findet sich im bekannten *Lexikon für Psychiatrie, Psychotherapie und Medizinische Psychologie* von Uwe Henrik Peters, das 2007 neu aufgelegt wurde, unter dem Lemma «Degenerative Zeichen» folgende Erklärung: «Körperliche Veränderungen, die als Merkmale einer Degeneration gelten.» Als Beispiele reiht dieses Standardnachschlagewerk neben vielen anderen alten Bekannten «zusammengewachsene Augenbrauen, Anwachsen der Ohrläppchen, abnorm

---

[40] Curt Gyllensward: Gruppenmedizinische Fragen in der Kinderheilkunde, in: G. Fanconi, A. Wallgren (Hg.): Lehrbuch der Pädiatrie, 16-24, hier: 19-20.

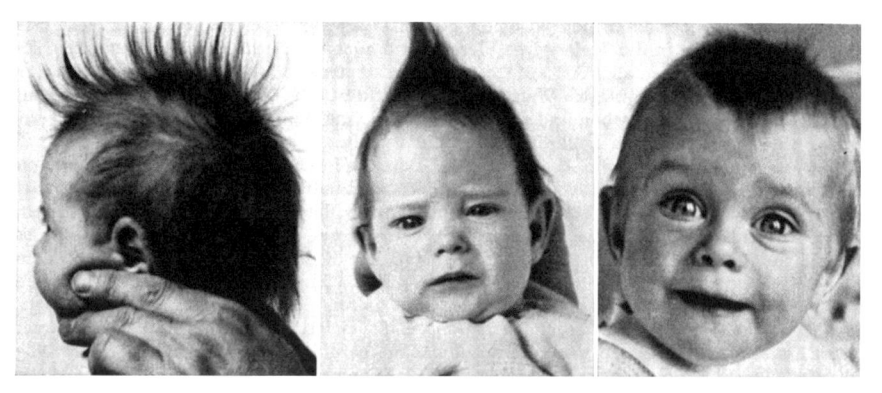

Abb. 6 'Freundscher Haarschopf' und 'Neuropathengesicht' im *Lehrbuch der Pädiatrie* von Fanconi und Wallgren (⁹1972, S. 73).

große und bewegliche Ohren».[41] Auch das Handbuch *Geschlechtsspezifische Psychiatrie und Psychotherapie*, um ein weiteres Beispiel desselben Jahres zu nennen, führt aus, die körperliche Untersuchung bei Verhaltensanomalien müsse besonders sorgfältig erfolgen. An Stigmata nennt es unter anderen «physiognomische Auffälligkeiten» und «Ohranomalien».[42]

Die Eugenik ist dank der Aufarbeitung der Vergangenheit offiziell verschwunden. Mit einer spezifischen Lesart des Körpers hinterließ sie jedoch Spuren, die bis in die Gegenwart hinein führen und noch heute Mediziner nach Degenerationszeichen suchen lässt.

---

[41] Uwe Henrik Peters: Lexikon für Psychiatrie, Psychotherapie und Medizinische Psychologie (München ⁶2007).
[42] Anke Rohde, Andreas Marneros (Hg.): Geschlechtsspezifische Psychiatrie und Psychotherapie. Ein Handbuch (Stuttgart 2007) 280.

Die Sorge um Figur und Gewicht
Welchen Einfluss haben gesellschaftliche Entwicklungen auf das Körperbild?

BARBARA LAY

Die Beschäftigung mit dem Körper hat in unserer Gesellschaft einen hohen Stellenwert. Dementsprechend ist der Fokus vieler Menschen heute auf das Aussehen, auf Figur und Gewicht gerichtet. Das Streben nach Schönheit, Schlankheit und Fitness, um aktuellen Körperidealen zu entsprechen, resultiert dabei nicht selten in negativen Einstellungen zum eigenen Körper und körperlicher Unzufriedenheit.

Wenn nachfolgende Überlegungen auf die Auswirkungen der gesellschaftlichen Idealisierung von Schlankheit gerichtet sind, so ist doch zunächst eine grundlegende Frage zu stellen: Zu fragen ist nämlich, wie die Vorstellungen darüber, was als schön und erstrebenswert anzusehen ist, und damit unsere Idealvorstellungen vom Körper, entstehen und wodurch sie beeinflusst werden. Diese Frage ist durchaus mehrdeutig und es ist daher lohnend, sie aus verschiedenen Perspektiven zu betrachten: Der Rückblick in die Kulturgeschichte erlaubt es, die soziokulturellen Determinanten auszumachen, die die Idealvorstellungen vom Körper prägen, wie auch Unterschiede in Schönheitsansichten im historischen oder kulturellen Kontext zu verdeutlichen. Die psychologische Sicht hingegen richtet sich auf das persönliche Körperbild,[1] seine Ausbildung im Rah-

---

[1] Unter *Körperbild* wird nach Löwe und Clement der Aspekt des Selbstkonzeptes verstanden, «der sich aus der Gesamtheit der Einstellungen zum eigenen Körper (Wahrnehmungen, Kognitionen, Affekte und Wertungen) konstituiert». Körperbezogene Kognitionen und Emotionen umfassen den Körper betreffende Phantasien, Gedanken und Einstellungen wie auch die Aufmerksamkeit den Körper betreffend sowie die Zufriedenheit mit dem eigenen Körper. Bernd Löwe, Ulrich Clement: Der Fragebogen zum

men der Identitätsentwicklung sowie die Faktoren, welche die Selbstwahrnehmung und Akzeptanz des eigenen Körpers beeinflussen. Das klinische Interesse gilt dabei insbesondere der Bedeutung des Schlankheitsideals für die Genese von Essstörungen.

Unter diesen Blickwinkeln soll im Folgenden die Verbindung von gesellschaftlichem Schlankheitsideal und individuellem Körperbild untersucht werden. Als Einstieg mag ein schlaglichtartiger Blick auf den Wandel der körperlichen Schönheitsstandards in verschiedenen Epochen und ihre Varianz in verschiedenen Kulturen dienen, um zu zeigen, dass die für uns selbstverständlichen heutigen Idealvorstellungen vom Körper keinesfalls universell gültige Standards darstellen.

Veränderungen des Körperideals über die Zeit

Die Auffassungen von Schönheit und damit auch das Bild des idealen Körpers haben sich im Laufe der Zeit immer wieder grundlegend verändert. Körperideale sind weit mehr als nur ästhetische Maßstäbe einer bestimmten Epoche bezüglich des äußeren Erscheinungsbildes. Sie transportieren gesellschaftliche Vorstellungen von idealen Lebensentwürfen, Rollenerwartungen und Geschlechterzuschreibungen. Einem Wandel über die Zeit unterliegen daher nicht nur die auf den Körper bezogenen Schönheitsideale, sondern auch die Attribute, mit denen diese besetzt und die als erstrebenswert erachtet werden.

Die Idealvorstellungen hinsichtlich Figur und Gewicht lassen sich für frühere Jahrhunderte nur noch aus künstlerischen Darstellungen erschließen. Im Rahmen dieses Beitrags können nur ausschnitthaft einige Beispiele angeführt werden. Zu den frühesten überlieferten menschlichen Skulpturen zählen Frauen-Statuetten aus Stein, Ton oder Elfenbein, die in einem weiten Verbreitungsgebiet von Europa bis nach Sibirien gefunden wurden. Diese aus der europäischen Frühgeschichte stammenden Statuetten (wie die der sogenannten *Venus von Willendorf*) stellen extrem fettleibige Frauen dar, die stark akzentuierte weibliche Merkmale aufweisen.

Körperbild (FKB-20). Literaturüberblick, Beschreibung und Prüfung eines Messinstruments, in: Diagnostica 42 (1996) 352-376.

Auch wenn ihre kulturelle Bedeutung nicht völlig geklärt ist, so gehen Kunsthistoriker davon aus, dass mit der Darstellung der extremen Dickleibigkeit ein spezieller Status zum Ausdruck gebracht werden sollte. Die Knappheit des Nahrungsangebotes vor dem Höhepunkt der letzten Eiszeit und eine im Jungpaläolithikum allmählich zurückgehende Bevölkerungsdichte legt eine symbolische Bedeutung ihrer körperlichen Fülle in Bezug zu Fruchtbarkeit und sicherer Nahrungsversorgung nahe.[2]

Im christlich geprägten Mittelalter war jegliches Augenmerk auf Körperlichkeit verpönt. Wertschätzung wurde dem menschlichen Körper zwar als Wunder der Schöpfung entgegengebracht, seine Bedeutung trat aber zugunsten spiritueller Schönheit in den Hintergrund. Als Ideal weiblicher Schönheit galt im Mittelalter eine mädchenhaft schlanke Figur mit kleinen Brüsten, schmaler, hochsitzender Taille, schmalen Hüften und einem auffallend gerundeten Bauch. Ein gewölbter Bauch sollte jedoch nicht Schwangerschaft andeuten, sondern stand bis ins späte 17. Jahrhundert in den Augen zeitgenössischer Betrachter im Zentrum erotischer Fantasien.[3]

Mit der Renaissance wurden antike Schönheitsvorstellungen wiederbelebt, die sich vorrangig aus der Ordnung der Dinge, über Maß, Zahl und zugrundeliegende mathematische Regeln definieren. Schönheit im Sinne des Kanons der griechischen Klassik ergibt sich, wenn alle Teile eines Körpers sich nach geometrischen Proportionen 'richtig' zueinander verhalten.[4] Die Idealvorstellungen der Renaissance knüpfen unmittelbar an die Ästhetik der Proportion an. Gemäß dem Schönheitsideal der Renaissance[5] sollte der ideale weibliche Körper, zumindest Arme, Beine und Hals, möglichst grazil sein, während Bauch, Po und Taille Rundungen

---

2 Karen Diane Jennett: Female Figurines of the Upper Paleolithic. University Honors Program, paper 74 (2008). http://ecommons.txstate.edu/honorprog/74 (Stand: 3.1.2012).
3 Anne Hollander: Seeing through clothes (London 1993) 98.
4 Zu den bekanntesten Beispielen, die die Vollkommenheit dieser Idee idealer geometrischer Proportionen zum Ausdruck bringen, zählen die im 5. Jahrhundert v. Chr. von Polyklet geschaffene Statue des Diadumenos (Nationalmuseum, Athen), wie auch die um 100 v. Chr. entstandene Venus von Milo (Louvre, Paris), die das Ideal männlicher und weiblicher Schönheit symbolisieren.
5 Prominentestes Beispiel für dieses Schönheitsideal, wie es in allegorisch-mythologischen Gemälden der Epoche vermittelt wird, ist «La nascita di Venere» (1484-1486) von Sandro Botticelli (Uffizien, Florenz).

aufweisen durften. Übertragen und erweitert wurden die ästhetischen und gesellschaftlichen Vorstellungen des idealen Körpers immer auch in der Kleidermode, indem Körperteile betont, verhüllt oder zur Schau gestellt wurden. So legten Frauen höherer sozialer Schichten in der Renaissance erstmals Korsetts an, deren enggeschnürte Oberteile zu einer flachen Silhouette verhalfen und gleichzeitig eine aristokratische aufrechte Körperhaltung erzwangen.

In der Barockzeit, nur wenige Jahrzehnte später, waren es korpulente Körper, die das aktuelle Schönheitsideal widerspiegelten. Zu einer Zeit, in der große Teile der Bevölkerung von Schwindsucht (Tuberkulose), Pest und anderen Epidemien heimgesucht wurden und häufig an Hunger litten, wurde ein stämmiger, voluminöser Körper präferiert. Wohlgenährtheit und Opulenz galten nun als Zeichen von Reichtum und hoher gesellschaftlicher Position. «Breite Hüften, volle Brüste und weiches ausladendes Fleisch dominieren die Bilder» der Barockmalerei und stellen «bis in das 19. Jahrhundert in zahlreichen Epochen der bildenden Kunst» die bevorzugte weibliche Körperform dar. «Zugleich symbolisiert die voluminöse Gestalt [...] jene soziale Rolle, die der Frau im 19. Jahrhundert zugedacht ist – ihr Wirken als Mutter und Erzieherin der Kinder. Eine ihrer Hauptaufgaben, die der Fruchtbarkeit und Gebärfreudigkeit, fließt in Form ausladender Körperzüge in den Schönheitskanon des bürgerlichen Zeitalters ein.»[6]

Mit dem neuerwachten Interesse an sportlicher Betätigung zur Kräftigung und Regeneration des Körpers wie auch als Element kollektiver Freizeitgestaltung setzte an der Wende vom 19. zum 20. Jahrhundert erneut ein fundamentaler Wandel des Körperbewusstseins, nämlich das Interesse am 'natürlichen' Körper, ein. Das Körperideal für den modernen Mann, wie es mit den Strömungen der Lebensreformbewegung oder im Rahmen der Arbeiterkulturbewegung propagiert wurde, zielte auf einen sportlich durchtrainierten, athletischen, jungen, hygienischen Körper. Auch für Frauen galt seit der Mitte des 19. Jahrhunderts die öffentliche sportliche Betätigung (Rollschuhlaufen, Fahrradfahren, Schwimmen, Bewegung in freier Natur) als angemessen und war beliebt. Einhergehend

---

6 Otto Penz: Metamorphosen der Schönheit. Eine Kulturgeschichte moderner Körperlichkeit (Wien 2001) 36.

mit einer höheren Sensibilität für Fragen der Ernährung zeichnete sich ein neues Körperbewusstsein ab, welches das Ideal schlanker Schönheit hervorbrachte.[7] Fettleibigkeit wurde nun zum Synonym für Müßiggang und Genusssucht.

Üppige weibliche Rundungen galten für kurze Zeit noch einmal nach dem Zweiten Weltkrieg als höchst attraktiv. Das vorherrschende Schönheitsideal, das sich mit dem Aufkommen von Männer-Hochglanzmagazinen und der filmischen Inszenierung glamouröser Hollywood-Stars auch in Europa verbreitete, war ein vollbusiger Frauentypus, der von Filmstars wie Marilyn Monroe, Sophia Loren oder Brigitte Bardot verkörpert wurde.

Abgelöst wurden die Schönheitsikonen der 1940er und 1950er Jahre durch extrem schlanke, knabenhafte, jugendliche Models, wie etwa Twiggy, die den Modegeschmack der *Swinging Sixties* ideal-typisch verkörperte. Dieser neue Figurtyp war weniger Ausdruck einer ästhetisch-stilistischen Entwicklung, vielmehr lässt er sich aus den sozialen und ökonomischen Veränderungen der 1960er und 1970er Jahre ableiten,[8] welche durch gesellschaftliche Öffnungsprozesse, die das Geschlechterverhältnis wie auch die körperliche Selbstbestimmung der Frauen thematisierten, und durch den Protest gegen die sexistische Vermarktung des weiblichen Körpers gekennzeichnet waren. Die in den Medien präsentierten zunehmend schlankeren, jugendlichen Frauen hatten Modellfunktion für eine ganze Generation. Gleichzeitig setzte sich in westlichen Gesellschaften der Trend durch, den geltenden Körperidealen größere Bedeutung und Verbindlichkeit beizumessen. «Das Streben nach Schlankheit, Fitness und Attraktivität ist zu einer normativen Entwicklungsaufgabe geworden»,[9] wobei der Perfektionierung der Jugendlichkeit höchste Bedeutung beigemessen wird.

Mit dem *Waif-Look*, der durch zunehmend ausgemergelte Top-Models verkörpert wurde, die durch lebensgefährdende Diäten und Drogenkonsum öffentliche Aufmerksamkeit erregten, wurde ein extremes Schlank-

---

[7] Vgl. ebd., 55-58.
[8] A. Hollander: Seeing through clothes, 152.
[9] Karin Pöhlmann, Peter Joraschky: Körperbild und Körperbildstörungen: Der Körper als gestaltbare Identitätskomponente, in: Psychotherapie im Dialog 7 (2006) 191.

heitsideal vorgegeben, das weit unter dem (medizinisch gesunden) Idealgewicht von Frauen anzusetzen ist.[10] Der Einfluss der Medien, der Mode- wie auch der Diät-Industrie geriet schließlich in den USA und in Europa seit den 1980er Jahren zunehmend in die öffentliche Kritik (durch Feministinnen, Gesundheitsorganisationen und Regierungsbehörden), nachdem mehrere Models an den Folgen ihrer Magersucht verstorben waren. Es entstanden Gegenbewegungen wie etwa das *Fat Acceptance Movement*, die sich gegen den dominierenden Schlankheitswahn und die Diskriminierung Übergewichtiger wandten.[11]

Allein dieser kurze Überblick zeigt die hohe Variabilität körperbezogener Vorstellungen in der Kulturgeschichte. Angestoßen durch Umweltbedingungen, religiöse Vorstellungen, wissenschaftliche, wirtschaftliche oder gesellschaftspolitische Entwicklungen hat sich die Auffassung davon, was als schön und erstrebenswert gilt, im Laufe der Menschheitsgeschichte immer wieder verändert und Körperideale ausgebildet, die nahezu alle Formen des Dickseins und Magerseins annehmen konnten.

Körperideal(e) in der heutigen westlichen Gesellschaft

Wie auch bei anderen gesellschaftlichen Vorstellungen lässt sich für körperbezogene Schönheitsideale gegenwärtig eine gewisse Pluralisierung der Erscheinungsweisen feststellen. Einhergehend mit den Individualisierungsprozessen der modernen Gesellschaft und sekundiert von den Möglichkeiten der kosmetischen Chirurgie, des Bodystylings und diverser

---

10 Zur Bestimmung von Übergewicht und Untergewicht kann der BMI (Body Mass Index: Gewicht [in kg], geteilt durch Größe [in Meter]^2; ab dem 16. Lebensjahr) herangezogen werden. Als Grenzwerte für das Normalgewicht wird von der Weltgesundheitsorganisation WHO ein BMI von 18.5-24.9 empfohlen; Untergewicht wird demgemäß als BMI < 18.5 definiert. http://www.who.int/nutrition/publications/obesity/WHO_TRS_894/en/ (Stand: 3.1.2012). Diese Angaben sind als grobe Richtwerte zu verstehen, da für die gesundheitliche Bewertung eines idealen Körpergewichts Alter, Geschlecht, Fettverteilung wie auch Ethnizität zu berücksichtigen sind. Im Rahmen der psychiatrischen Klassifikation wird ein BMI ≤ 17.5 (ICD-10) bzw. ein Körpergewicht, das weniger als 85% des gemäß Alter und Größe erwarteten Gewichts der Person entspricht (DSM-IV), als Diagnosekriterium für Anorexia nervosa (Magersucht) herangezogen.
11 http://www.naafaonline.com/dev2/ (Stand: 3.1.2012).

Verschönerungstechniken, die die Gestaltung des Körper-Äußeren und Modellierung beliebiger Körperpartien erlauben, finden wir heute eine breite Auffächerung von Schönheitsidealen. «Der relativ [...] homogene Schönheitskanon des Körpers in der ersten Jahrhunderthälfte löst sich auf. An seine Stelle tritt eine popularkulturelle Vielfalt an Schönheitsikonen: der androgyne Popstar, das feenhafte Model oder die großbusige Porno-Queen werden zu ernsthaften Konkurrenten traditioneller Schönheit»[12] und setzen in unterschiedlichen gesellschaftlichen Gruppierungen diverse Nachahmungsprozesse in Gang.

Festzustellen ist allerdings ein genereller Konsens, wonach ein schlanker Körper dem geltenden Schönheitskanon entspricht. Schlankheit, Fitness und Jugendlichkeit werden in westlich-industrialisierten Ländern von der Gesellschaft positiv konnotiert und mit Attraktivität, Selbstkontrolle, Leistungsfähigkeit, Erfolg und Gesundheit assoziiert. Gleichzeitig wird der Körper aber auch zur Bewertungsgrundlage: «Die Übereinstimmung mit dem geltenden Körperideal stellt eine Art von kulturellem Kapital dar, das für den Einzelnen ein Zugang zu Aufstiegschancen und eine Quelle von Prestige sein kann.»[13] Den Körper durch Diäten und andere Maßnahmen in Form zu bringen, um dem geltenden Ideal zu entsprechen, stellt daher eine in unserer Gesellschaft akzeptierte Form der Beschäftigung mit sich selbst dar. Subklinische Essstörungen können dementsprechend als eine extreme Form eines sozial gebilligten und normalen Verhaltens gesehen werden. Angetrieben wird das moderne Streben nach Perfektionierung des Erscheinungsbildes zudem von der Überzeugung, dass der Körper grundsätzlich und nahezu beliebig gestaltbar sei. Das Boomen von Body-Building-Instituten, Liposuctions-Praxen, Tattoo- und Piercing-Studios sind Ausdruck dieses Trends. Sie verweisen darauf, «daß das Erscheinungsbild immer weniger als naturgegebenes Schicksal erfahren, sondern zunehmend zum Gegenstand der bewussten Gestaltung gemacht wird. Körperliche Erscheinungsweisen sind in hohem Maße wählbar geworden.»[14] Auch wenn der eigene Körper zunehmend zu einem Mittel der persönlichen Selbstinszenierung wird, so orientiert sich

---

12 O. Penz: Metamorphosen der Schönheit, 211.
13 K. Pöhlmann, P. Joraschky: Körperbild und Körperbildstörungen, 191.
14 O. Penz: Metamorphosen der Schönheit, 205.

diese Selbstinszenierung doch vornehmlich an den von der Konsum- und Kulturindustrie präsentierten perfekt gestylten, begehrenswerten Idolen. Für das ästhetische Erscheinungsbild des Körpers gelten selbstverständlich gender-spezifische Maßstäbe, wobei bis in die 1990er Jahre die gesellschaftlichen Idealvorstellungen wesentlich stärker auf den weiblichen Körper projiziert wurden.[15] Das zeitgenössische Schönheitsideal der breiten Mehrheit ist für Frauen die sportlich-straffe, schlanke Figur, während es für Männer der muskulös-athletische Körper ist.[16] Für Frauen weisen Körperideale im Allgemeinen aber einen höheren Stellenwert und eine größere Verbindlichkeit auf als für Männer. Wie die Entwicklungspsychologie zeigt, werden Bewertung und Akzeptanz des eigenen Körpers schon früh durch Geschlechterrollen geprägt: Mädchen betrachten ihr Äußeres wesentlich kritischer als Jungen, haben gleichzeitig ein stärkeres Bedürfnis, attraktiv zu sein, und machen ihren Selbstwert stärker als Jungen von ihrem Aussehen und ihrer körperlichen Attraktivität abhängig.[17] Die geschlechtsspezifische Bewertung von körperlicher Attraktivität setzt sich in vielen Lebensbereichen, beispielsweise in der Darstellung von Körpern in den Medien, fort: So werden in den Medien Frauen nach strengeren Attraktivitätsnormen bewertet, als dies bei Männern der Fall ist.[18]

Wohl zu keiner Zeit hat zwischen dem Durchschnittsgewicht von Frauen in der Bevölkerung und dem Gewicht von Frauen, die als attraktive Rollenmodelle gelten, eine so große Diskrepanz bestanden wie heute. Betrachtet man die Gewichtsentwicklung der Bevölkerung in den vergangenen 50 Jahren, so zeichnen sich zwei klare Trends ab: Während das reale Durchschnittsgewicht von Frauen kontinuierlich angestiegen ist, hat sich die Einschätzung maximaler Attraktivität in westlichen Gesellschaf-

---

15 Sarah Grogan: Body Image. Understanding body dissatisfaction in men, women, and children (New York 2008).
16 Vgl. Ergebnisse der gesamtdeutschen Umfrage über zeitgenössische Schönheitsideale, in: Die Zeit, Nr. 15 (2. November 2000).
17 Annette Boeger: Körper und Geschlecht im Jugendalter. Schlaglichter auf eine Entwicklungsaufgabe für beide Geschlechter, in: Gisela Steins (Hg.): Handbuch Psychologie und Geschlechterforschung (Wiesbaden 2010).
18 Renate Luca: Körper und Körperbilder. Medienkritik und medienpädagogische Bildungsarbeit, in: Norbert Neuß, Mike Große-Loheide (Hg.): Körper. Kult. Medien (Bielefeld 2007).

ten in Richtung einer schlanken bis untergewichtigen Figur entwickelt, die derzeit das Attraktivitätsideal darstellt.[19] Dies lässt sich auch an den in den Medien präsentierten Models ablesen, die immer schlanker wurden.[20] Analysen von Playboy-Fotos beispielsweise zeigen, dass der BMI der Fotomodelle zwischen 1960 und 1997 im Durchschnitt von 19,3 auf 18,0 gesunken ist. Gemäß dieser Untersuchung waren nicht nur Playboy-Fotomodelle mit einem BMI von mehrheitlich (76%) unter 18,0 als deutlich untergewichtig einzustufen, sondern auch jedes zweite (54%) weibliche Model der im Internet inserierenden US-amerikanischen Model-Agenturen. «Thin is dangerously in.»[21]

Bis heute sind in den Massenmedien dargestellte attraktive Frauen sehr viel schlanker als die meisten normalgewichtigen Frauen. Die Diskrepanz zwischen realem Körper und präsentiertem Ideal wird noch dadurch verstärkt, dass ein großer Teil der Bevölkerung in westlichen Ländern heute übergewichtig ist (OECD-Länder: 46%, USA 64% der Frauen;[22] in der Schweiz sind es gemäß einer aktuellen Publikation des Bundesamtes für Statistik[23] 47,5% der Männer und 30,5% der Frauen).

Körperideale in nicht-westlichen Kulturen

Transkulturelle Vergleiche zeigen, dass in vielen nichtindustrialisierten Gesellschaften Körperfülle als attraktiv und erstrebenswert angesehen wird, da sie als Zeichen von Wohlstand, Fruchtbarkeit, Erfolg und ökono-

---

19 Viren Swami, David A. Frederick, Toivo Aavik, Lidia Alcalay, Jüri Allik et al.: The Attractive Female Body Weight and Female Body Dissatisfaction in 26 Countries Across 10 World Regions. Results of the International Body Project I, in: Personality and Social Psychology Bulletin 36 (2010) 309-325.
20 Patricia R. Owen, Erika Laurel-Seller: Weight and Shape Ideals. Thin Is Dangerously In, in: Journal of Applied Social Psychology 30 (2000) 979-990.
21 Ebd., 983-985.
22 OECD Factbook 2011-2012: Economic, Environmental and Social Statistics (OECD 2011) 277. http://www.oecd-ilibrary.org/economics/oecd-factbook-2011-2012_factbook-2011-en (Stand: 10.1.2012).
23 Bundesamt für Statistik: Übergewicht bei Erwachsenen in der Schweiz (Neuchâtel 2007). http://www.bfs.admin.ch/bfs/portal/de/index/news/publikationen.html?publicationID=2858 (Stand: 3.1.2012).

mischer Sicherheit gilt.[24] Zahlreiche Untersuchungen belegen übereinstimmend, dass in Ländern mit tieferem sozioökonomischem Entwicklungsstatus eine füllige Figur als attraktiv angesehen und Übergewicht positiv konnotiert wird.[25] Aus Regionen Afrikas und des Südpazifik beispielsweise wird von – allerdings nur Elite-Familien vorbehaltenen – Praktiken vor der Hochzeit berichtet, bei denen durch hochkalorische Nahrung eine Gewichtszunahme erzielt werden soll.[26] Transkulturelle Vergleiche zeigen, dass das Körperideal unmittelbar mit dem Nahrungsangebot und der Sicherheit der Verfügbarkeit von Ressourcen korreliert. Insbesondere in Regionen, in denen die Nahrungsbeschaffung schwierig und Unterernährung verbreitet ist, präferieren Menschen einen adipösen Körpertyp, da Fettgewebe auf den Zugang zu Ressourcen hindeutet und eine geringere Anfälligkeit für Krankheiten erwarten lässt.[27] Das bisher umfassendste, 26 Länder umspannende internationale Forschungsprojekt zur körperlichen Attraktivität verweist allerdings auf große Unterschiede bezüglich Körperideal und körperlicher Zufriedenheit zwischen städtischen und ländlichen Regionen.[28] Selbst in industrialisierten Ländern sind Einstellungen zum eigenen Körper und Gewicht wie auch Attraktivitätsvorstellungen stark vom kulturellen Hintergrund geprägt, wie Studien in den USA zeigen: So sind Afro-Amerikanerinnen trotz eines durchschnittlich höheren Gewichts zufriedener mit ihrem Körper als weiße Amerikanerinnen und streben weniger nach Schlankheit.[29]

Essstörungen, Anorexie wie auch Bulimie wurden daher lange Zeit als kulturgebundene Syndrome und damit als ein Problem westlich-industria-

---

[24] Mervat Nasser: Eating disorders. The cultural dimension, in: Social Psychiatry and Psychiatric Epidemiology 23 (1988) 184-187.
[25] V. Swami et al.: The Attractive Female Body Weight.
[26] Vgl. z.B. Rebecca Popenoe: Feeding desire. Fatness and beauty in the Sahara (London 2003).
[27] Merry N. Miller, Andrés J. Pumariega: Culture and Eating Disorders: A Historical and Cross-Cultural Review, in: Psychiatry 64 (2001) 93-110; Elisabeth Cashdan: Waist-to-Hip Ratio across Cultures: Trade-Offs between Androgen- and Estrogen-Dependent Traits, in: Current Anthropology 49 (2008) 1099-1107, hier 1104.
[28] V. Swami et al.: The Attractive Female Body Weight.
[29] Zitiert in: M. N. Miller, A. J. Pumariega: Culture and Eating Disorders, 97.

lisierter Länder betrachtet.[30] Dafür sprechen Studien, die auf den Fidschi-Inseln, in Marokko, Mexiko und Malaysia durchgeführt wurden, in denen im Vergleich zu westlichen Industrieländern eine sehr viel geringere Häufigkeit von Essstörungen (überwiegend beschränkt auf wohlhabendere Familien) vorgefunden wurde.[31]

Bemerkenswert erscheint, dass ein Kernsymptom von Essstörungen, wie sie gemäß westlicher psychiatrischer Klassifikation definiert sind, nämlich ein übertriebenes Schlankheitsideal, in asiatischen Ländern wie Hongkong oder Indien nicht bekannt ist. In diesen Kulturen finden sich andere Motive für exzessives Hungern, wie religiöse Vorstellungen oder exzentrische Ernährungsüberzeugungen, nicht jedoch das subjektive Gefühl, zu dick zu sein.[32] Es zeigt sich jedoch, dass in dem Maße, in dem 'westliche' Körperideale nicht-westlich geprägte Gesellschaften (in asiatischen oder arabischen Ländern) erreichen, auch westliche Schlankheitsvorstellungen an Einfluss gewinnen.[33] Im Zuge der multimedialen Verbreitung eines Körperbildes, das Schlanksein mit Attraktivität und Wohlstand verbindet, steigt die Häufigkeit von Essstörungen in Ländern, in denen es bisher keine gab. So deuten Untersuchungen aus arabischen Ländern[34] wie auch fernöstlichen industrialisierten Regionen (Singapur,[35]

---

[30] Pamela K. Keel, Kelly L. Klump: Are Eating Disorders Culture-Bound Syndromes? Implications for Conceptualizing Their Etiology, in: Psychological Bulletin 129 (2003) 747-769.

[31] Anna E. Becker, Stephen E. Gilman, Rebecca A. Burwell: Changes in prevalence of overweight and in body image among Fijian women between 1989 and 1998, in: Obesity Research 13 (2005) 110-117; Anna Keski-Rahkonen, Anu Raevuori, Hans W. Hoek: Epidemiology of eating disorders: an Update, in: Stephen Wonderlich, James E. Mitchell, Martina de Zwaan, Howard Steiger (Hg.): Annual Review of Eating Disorders Part 2 (New York 2008) 58-68.

[32] M. N. Miller, A. J. Pumariega: Culture and Eating Disorders, 101.

[33] Nasser Shuriquie: Eating disorders: a transcultural perspective, in: Eastern Mediterranean Health Journal 5/2 (1999) 357.

[34] Ebd.

[35] Hak-Yong Lee, Edgar L. Lee, Parvathy Pathy, Yiong Huak Chan: Anorexia nervosa in Singapore. An eight-year retrospective study, in: Singapore Medical Journal 46/6 (2005) 275-281.

Hongkong, Japan[36]) darauf hin, dass Essstörungen mittlerweile so häufig vorkommen wie in westlichen Industrienationen.

Auswirkungen der Idealisierung von Schlankheit

Sowohl die sozialgeschichtliche Betrachtung als auch interkulturelle Vergleiche machen deutlich, wie sehr Idealvorstellungen vom Körper von Umweltbedingungen und sozialen Determinanten beeinflusst sind. Die Auswirkungen des aktuellen Trends in Richtung perfekte Schlankheit sind weitreichend: Sie schlagen sich in der Einstellung zum eigenen Körper nieder wie auch in der Bereitschaft, den eigenen Körper zu verändern, um diesem Schönheitsideal zu entsprechen, und reichen bis zu klinischen Implikationen, indem sie die Entstehung von Essstörungen begünstigen.

So ist Unzufriedenheit mit dem eigenen Körper[37] in unserer Gesellschaft ein weitverbreitetes Phänomen und vor allem unter Jugendlichen stark ausgeprägt. Gemäß einer Shell-Jugendstudie aus dem Jahr 2002, in der Jugendliche in Deutschland im Alter von 12 bis 24 Jahren befragt wurden, sind 53% der 14-Jährigen und 78% der 18-Jährigen mit ihrem

---

[36] Kathleen Pike, Hiroko Mizushima: The clinical presentation of Japanese women with anorexia nervosa and bulimia nervosa. A study of the Eating Disorders Inventory-2, in: International Journal of Eating Disorders 37 (2005) 26-31.

[37] In der deutschsprachigen wissenschaftlichen Literatur wird häufig zwischen 'Körperbild' und 'Körperschema' unterschieden, beide Begriffe sind jedoch nicht einheitlich definiert. Nach A. Pick bezieht sich das *Körperschema* auf das neuropsychologische Phänomen eines «Raumbildes des eigenen Körpers»; zu terminologischen Überlegungen vgl. Frank Röhricht: Das Körperbild im Spannungsfeld von Sprache und Erleben – terminologische Überlegungen, in: Peter Joraschky, Thomas Loew, Frank Röhricht (Stuttgart 2009) 25-33. Dieser Teilbereich der Körpererfahrung umfasst alle perzeptivkognitiven Leistungen des Individuums bezüglich des eigenen Körpers: die Körperorientierung (Orientierung im und am eigenen Körper, insbesondere kinästhetische Wahrnehmung) wie auch die Einschätzung von Größenverhältnissen und der räumlichen Ausdehnung des eigenen Körpers. Eine Störung des Körperschemas manifestiert sich somit darin, dass die Ausmaße des eigenen Körpers oder von Körperteilen (disproportional) über- oder unterschätzt werden.

Körper nicht zufrieden.[38] Gleichzeitig gaben in dieser Befragung 88% der Jugendlichen an, dass ihnen tolles Aussehen wichtiger sei als Karriere.

Die Einschätzung der Zufriedenheit mit dem eigenen Körper, seine Bewertung und Akzeptanz fällt jedoch geschlechtsspezifisch sehr unterschiedlich aus. Eine Reihe von Untersuchungen belegt die deutlich negativere Bewertung der Mädchen. Während 24-46% der Mädchen ein negatives Körperbild angeben, 25-40% sich zu dick fühlen und 40-70% ihr Aussehen verändern wollen, trifft dies bei Jungen nur halb so häufig zu.[39] Gemäß einer im Auftrag der Bundeszentrale für gesundheitliche Aufklärung 2006 durchgeführten Repräsentativerhebung an 2500 Jugendlichen fühlen sich weniger als die Hälfte (46%) der 14-17-jährigen Mädchen «wohl in ihrem Körper», nur 35% der Mädchen finden ihren Körper schön, und 17% der Mädchen stimmen der Aussage zu: «Wenn ich die Möglichkeit hätte, würde ich eine Schönheitsoperation machen lassen.»[40]

Verschiedene Längsschnittuntersuchungen sprechen dafür, dass sich das Körperbild der Frauen in den vergangenen 50 Jahren sogar verschlechtert hat.[41] So ergab eine Befragung von 3127 amerikanischen College-Studierenden bis Mitte der 1990er Jahre einen Anstieg der körperlichen Unzufriedenheit und der Furcht vor Gewichtszunahme bei (weißen) Studentinnen;[42] eine Übersichtsarbeit über 222 Studien zeigt ebenfalls eine besorgniserregende Zunahme an Frauen, die ein negatives Körperbild haben.[43]

Bei Männern hingegen wurde in diesen Untersuchungen eine vergleichsweise positive Einschätzung ihrer Attraktivität und ihres Körperbildes gefunden. Körperakzeptanzprobleme sind bei Männern bislang

---

38 Vgl. Jugend 2002: 14. Shell Jugendstudie (http://www.shell-jugend2002.de/download/hauptergebnisse_2002.pdf vom 25.8.2002).
39 Ein Überblick findet sich in: A. Boeger: Körper und Geschlecht im Jugendalter, 136.
40 Emnid Studie im Auftrag der Bundeszentrale für gesundheitliche Aufklärung (BZgA), in: Forum Sexualaufklärung und Familienplanung Nr. 1, Themenheft 'Körper' (Köln 2006).
41 Alan Feingold, Ronald Mazzella: Gender differences in body image are increasing, in: Psychopathological Science 9 (1998) 190-195.
42 Thomas F. Cash, Jennifer A. Morrow: How Has Body Image Changed? A Cross-Sectional Investigation of College Women and Men From 1983 to 2001, in: Journal of Consulting and Clinical Psychology 72/6 (2004) 1081-1089.
43 A. Feingold, R. Mazzella: Gender differences in body image.

allerdings nur unzureichend untersucht. Indem auch bei Männern die Beschäftigung mit Gewicht und Körperfigur und ihrer Übereinstimmung mit dem als Ideal geltenden muskulös-mesomorphen Körpertyp zunehmend an Bedeutung gewinnt, zeichnet sich in den letzten Jahren jedoch ein Trend zu einer verstärkten körperlichen Unzufriedenheit ab.[44]

Die Bereitschaft, den eigenen Körper entsprechend sozial erwünschten Attraktivitätsmerkmalen durch Diäten, Body-Shaping in Fitness-Studios, Schönheitsoperationen oder andere biomedizinische Eingriffe zu gestalten, stellen nur einzelne Facetten der zunehmenden Verbreitung von «Körpermodifikationen [dar], die in den letzten Jahren von einem Rand- zu einem Massenphänomen geworden sind».[45] Entsprechend der höheren Bedeutung von Schlankheit und Attraktivität für Frauen und ihrer höheren körperlichen Unzufriedenheit ist die Bereitschaft, den eigenen Körper durch verschiedene Maßnahmen zu verändern, um den geltenden Schönheitsvorstellungen zu genügen, besonders ausgeprägt. So schlägt sich die erlebte Diskrepanz zu unrealistischen Schlankheitsidealen schon bedenklich früh im Verhalten von Kindern und Jugendlichen nieder: Nach einer Untersuchung an Wiener Schülerinnen haben bereits 18% der Mädchen im Alter von 12 Jahren eine Diät gemacht, im Alter von 14 bis 17 Jahren waren es 52% der Mädchen und 17% der Jungen.[46] Die hohe Akzeptanz körperlicher Modifikationen lässt sich auch an der Einstellung zu Schönheitsoperationen ablesen: Den Statistiken der *American Society of Plastic Surgeons* zufolge wurden 1999 insgesamt rund 30 000 Schönheitsoperationen an Teenagern durchgeführt.[47]

Der Druck, normierten Schönheitsvorstellungen zu entsprechen, setzt sich im Erwachsenenalter fort, gewinnt doch eine attraktive Erscheinung mit zunehmendem Alter noch an Bedeutung. Nach einer Repräsentativerhebung im Jahr 2008 haben 8% der Frauen über 14 Jahren in Österreich bereits einen schönheitsmedizinischen Eingriff vornehmen lassen und weitere 25% können sich eine schönheitsmedizinische Intervention

---

[44] S. Grogan: Body Image.
[45] K. Pöhlmann, P. Joraschky: Körperbild und Körperbildstörungen, 192.
[46] Martina DeZwaan, Beate Wimmer-Puchinger: Essverhaltensstörungen. Wie groß ist das Problem bei Wiener Schülerinnen und Schülern? Unveröffentlichtes Vortragsmanuskript (Wien 2000).
[47] Zitiert in: O. Penz: Metamorphosen der Schönheit, 205.

grundsätzlich vorstellen.[48] Ähnliche Zahlen wurden 2008 für die Schweiz ermittelt: Hier gaben 31% der Frauen an, eine Schönheitsoperation in Betracht zu ziehen oder bereits Erfahrungen damit zu haben.[49] Interessanterweise führte fast die Hälfte der Befragten in der genannten österreichischen Umfrage die Unzufriedenheit mit dem eigenen Körper auf den Einfluss der Medien zurück (46%). Nur 28% schreiben den Einfluss dem eigenen Partner zu oder (ebenfalls 28%) dem Vergleich mit Freundinnen.

Ähnliche Phänomene werden mittlerweile selbst in traditionell nichtwestlich orientierten, selbst in theokratischen Ländern beobachtet, in denen im Zuge der Bewunderung für 'moderne' Lebensstile, die durch Internet und Satellitenfernsehen Eingang in diese Gesellschaften finden, die körperliche Optimierung durch chirurgische Eingriffe in hohem Ausmaß praktiziert wird. So soll einer aktuellen Reportage zufolge unter dem Einfluss der Berichterstattung über Hollywood-Berühmtheiten der Iran in Bezug auf Nasenkorrekturen als häufigster Form der plastischen Chirurgie weltweit eine Spitzenposition einnehmen.[50]

Körperliche Unzufriedenheit aus entwicklungspsychologischer Sicht

Gesellschaftliche Stereotype, die über die Reaktion der sozialen Umwelt vermittelt werden, von der wir geschlechtsbezogen unterschiedliche Rückmeldungen erfahren, spielen eine wichtige Rolle für die Bewertung und Akzeptanz des eigenen Körpers. Interessant sind hier die Ergebnisse zum Körperbild von präpubertierenden Kindern. So zeigten Figureinschätzungsverfahren,[51] dass bereits im Alter von 6 bis 9 Jahren viele Mädchen (42%) eine signifikant 'dünnere' Figur als ihre tatsächliche als Idealfigur wählen, während Jungen häufiger als Mädchen sich eine 'dickere' Figur wünschen (23%; Mädchen: 14%), wobei das Gewicht der

---

48 Gallup-Umfrage: Körperbilder. Einstellung zu Schönheitsoperationen und zur Wahrnehmung des eigenen Körpers. Studie im Auftrag des Wiener Programms für Frauengesundheit (Oktober 2008).
49 ACREDIS: Kernergebnisse der Studien 'Schönheit und Schönheitschirurgie' (2008).
50 Amir Sheikhzadegan: Die Revolutionsavantgarde, in: Das Magazin 38 (2011) 26.
51 Bei Figureinschätzungsverfahren gilt die Diskrepanz zwischen der Einschätzung der eigenen Figur und der Idealfigur als Maß für Körper(un)zufriedenheit.

Kinder nicht ausschlaggebend für die Bevorzugung schlankerer Ideale war.[52] Diese Befunde, wie auch die Tatsache, dass bereits präpubertierende normalgewichtige Mädchen Diät-Erfahrungen haben, legen nahe, dass gesellschaftliche Attraktivitätsnormen bereits vor der Pubertät verinnerlicht werden.

Dass Figur und Aussehen gerade im Jugendalter problematisiert werden, ist entwicklungspsychologisch verständlich. Zwar entwickelt sich das Körperkonzept schon von frühester Kindheit an, indem innere und äußere Wahrnehmungsreize in die Vorstellung vom eigenen Körper integriert werden. Die Adoleszenz stellt jedoch eine besondere Phase dar, da mit der Ausbildung sekundärer Geschlechtsmerkmale und dem Pubertätswachstumsschub starke körperliche Veränderungen einsetzen, die Jugendliche vor enorme Entwicklungsaufgaben stellen. Zu diesen Herausforderungen gehören nicht nur die Anpassung an den veränderten Körper und die Akzeptanz der körperlichen Veränderungen, sondern auch die Auseinandersetzung mit gesellschaftlichen und kulturellen Erwartungen. Allein die geschlechtsspezifischen biologischen Unterschiede im pubertätsbedingten Gewichtsanstieg, der bei Mädchen mit einer Erhöhung des Fettgewebeanteils, bei Jungen mit einer Zunahme der Muskelmasse und Veränderungen in der Schulter-Hüftbreite-Relation einhergeht, sind Faktoren, die die generell größere Zufriedenheit der Jungen mit ihrem Körper begünstigen, führen sie doch nur bei Jungen im Allgemeinen hin zum Ideal eines männlich-muskulösen Körpers.[53]

Die Adoleszenz ist auch insofern eine besonders bedeutsame Übergangsphase, als in dieser Zeit der Aufbau und die Konsolidierung der eigenen Identität in Abgrenzung von Eltern und anderen Erwachsenen als zentrale Entwicklungsaufgaben zu bewältigen sind. Das Körperkonzept als Teil des Selbstkonzepts bildet ein wichtiges Element unserer Identität. Auf der Suche nach Orientierung und innerer Abgrenzung nimmt der Körper somit eine prominente Stellung ein. Ausdruck dafür sind jugendtypische Stilisierungen des Körpers, wie sie sich in der Hip-Hop-, Punk-, Skinhead- oder Gothic-Bewegung manifestieren, ebenso wie das

---

52 Mary Elisabeth Collins: Body figure perceptions and preferences among preadolescent children, in: International Journal of Eating Disorders 10 (1991) 199-208.
53 A. Boeger: Körper und Geschlecht im Jugendalter.

Experimentieren mit dem Körper bei sogenannten Fun- und bei Extremsportarten. Gerade in dieser Übergangsphase, die dem Aufbau und der Konsolidierung der eigenen Identität dient, spielen gesellschaftlich vermittelte Schönheitsideale eine wichtige Rolle, indem sie Modelle und Vorbilder liefern, auf die Jugendliche Bezug nehmen, um sich im sozialen Kontext zu verorten. Dem Vergleich mit Medienfiguren wie Topmodels und Popstars als Orientierungsmaßstab kommt daher im Jugendalter eine herausragende Bedeutung zu. Werden die erstrebten Figur- und Schönheitsideale (die fast immer auf multimedial präsentierten, auf maximale Attraktivität hin gestylten Bildern basieren) nicht erreicht, führt dies zu Unzufriedenheit mit dem eigenen Körper und nährt die Selbstzweifel eines Jugendlichen.

Tatsächlich konnte in zahlreichen Untersuchungen eine enge Verbindung von Körperbild und Selbstwert nachgewiesen werden. Sowohl weibliche als auch männliche Jugendliche, die sich für attraktiv halten, verfügen über einen höheren Selbstwert als Jugendliche, die sich für unattraktiv halten.[54] Dieser Zusammenhang lässt sich sogar kausal interpretieren, dahingehend nämlich, dass ein negatives Körperbild die Entwicklung eines positiven Selbstwertgefühls verhindern kann.[55]

Bewertung und Akzeptanz des eigenen Körpers hängen allerdings mit einer Reihe weiterer Faktoren zusammen. Zahlreiche Untersuchungen belegen den Einfluss der Eltern, der Gleichaltrigen sowie der Medien. Auch das 'Timing' der pubertären Reifeentwicklung sowie körperliche Bewegungserfahrung können das Körperbild und die Zufriedenheit mit Figur und Gewicht beeinflussen.[56] Unter diesen Einflussfaktoren sind an erster Stelle die Eltern, insbesondere die Mütter, zu nennen, die im Umgang mit Figur und Gewicht Normen und Werte vermitteln und sowohl hinsichtlich ihrer Einstellung zum Körper als auch Verhaltensweisen wie Gewichtskontrolle und körperlicher Betätigung Rollenvorbilder sind.[57]

---

[54] Bill Thornton, Richard Rickmann: Relationship between physical attractiveness, physical effectiveness, and self-esteem, in: Journal of Adolescence 14 (1991) 85-98.

[55] Marika Tiggemann: Body dissatisfaction and adolescent self-esteem, in: Body Image 2 (2005) 129-135.

[56] A. Boeger: Körper und Geschlecht im Jugendalter.

[57] Marita McCabe, Lina Ricciardelli: Sociocultural Influences on Body Image and Body Changes Among Adolescent Boys and Girls, in: The Journal of Social Psychology 143

Als ein weiterer wichtiger Risikofaktor für die Entwicklung eines negativen Körperbildes sind Kritik an der Figur und Hänseln durch Eltern und Peers anzusehen.[58] Insbesondere der Druck von Gleichaltrigen in Mädchencliquen, bei denen Vergleichsprozesse eine wichtige Rolle spielen, aber auch Kritik an der Figur der Tochter seitens der Mutter[59] sind Prädiktoren für Körperunzufriedenheit. Übergewicht ist ebenfalls ein Prädiktor für ein negatives Körperbild,[60] stellt jedoch insbesondere dann ein hohes Risiko für die Entwicklung eines negativen Körperbildes dar, wenn Jugendliche wegen ihrer äußeren Erscheinung gehänselt werden.[61] Fühlen sich Kinder hingegen in ihrer körperlichen Erscheinung von den Eltern akzeptiert, fungiert dies (zumindest bei Mädchen) als ein wichtiger Schutzfaktor gegen ein gestörtes Körperbild.[62]

Körperliche Unzufriedenheit als Risikofaktor für Essstörungen

Unzufriedenheit mit dem eigenen Körper, mit Figur, Gewicht oder bestimmten Körperteilen, der Wunsch, schlanker zu sein (engl. *body dissatisfaction*) ist, wie entwicklungspsychologische Studien und Umfrage-

(2003) 55-71; Jacqueline Stanford, Marita McCabe: Sociocultural influences on adolescent boys' body image and body change strategies, in: Body Image 2 (2005) 105-113; Linda Smolak: Body image development in children, in: Thomas Cash, Thomas Pruzinsky (Hg.): Body Image (New York 2004) 65-74.

[58] Joanne Williams, Candace Currie: Self-esteem and physical development in early adolescence, in: Journal of Early Adolescence 20 (2000) 129-149; Rainer Silbereisen, Bärbel Kracke: Self-reported maturational timing and adaption in adolescence, in: John Schulenberg, Jennifer Maggs, Klaus Hurrelmann (Hg.): Health Risks and Developmental Transitions During Adolescence (Cambridge University Press 1997) 85-109.

[59] Laura Rieves, Thomas Cash: Social developmental factors and women's body-image attitudes, in: Journal of Social Behavior and Personality 11 (1996) 63-78.

[60] Jill Cattarin, Kevin Thompson: A three-year longitudinal study of body image, eating disturbance, and general psychological functioning in adolescent females, in: The Journal of Prevention and Treatment 2 (1994) 114-125.

[61] Patricia van den Berg, Eleanor H. Wertheim, Kevin Thompson, Susan J. Paxton: Development of Body Image, Eating Disturbance, and General Psychological Functioning in Adolescent Females, in: International Journal of Eating Disorders 32 (2002) 46-51.

[62] Erin Barker, Nancy Galambos: Body dissatisfaction of Adolescent Girls and Boys, in: The Journal of Early Adolescence 23 (2003).

ergebnisse der letzten Jahre belegen, vor allem bei Mädchen und Frauen, für die Schlankheit und Attraktivität von größerer Bedeutung sind, weit verbreitet. Das kann erhebliche psychische Probleme nach sich ziehen. Ein negatives Körperbild geht mit einem verminderten Selbstwertgefühl einher und ist ein Risikofaktor für eine depressive Entwicklung bei Mädchen.[63] Seine klinische Bedeutung ergibt sich insbesondere als Risikofaktor für die Entwicklung und Aufrechterhaltung von Essstörungen. Auffälliges Essverhalten, Diäten oder andere gewichtsreduzierende Maßnahmen, die aus Unzufriedenheit mit Figur und Gewicht und dem Wunsch, dünner zu sein, durchgeführt werden, sind bei Mädchen und jungen Frauen zwar weitverbreitete Phänomene. *Body dissatisfaction*, übermäßige Beschäftigung mit der Figur und Gewichtskontrolle können jedoch (in wenigen Fällen) Ausprägungsgrade erreichen, die bis hin zu klinisch relevanten Störungsbildern (Anorexie, Bulimie) reichen. Für die psychiatrische Klassifikation einer klinisch relevanten Essstörung ist das Vorliegen einer Körperschemastörung, bei der der eigene Körper verzerrt wahrgenommen wird, massive Angst vor Gewichtszunahme trotz Untergewichts besteht und das Einhalten einer ganz niedrigen Gewichtsschwelle zum alleinigen Maßstab für die Selbstbewertung wird, ein zentrales Diagnosekriterium.

Essstörungen beginnen häufig in der Adoleszenz. Entsprechend der größeren Körperakzeptanzprobleme bei Mädchen und Frauen haben Frauen im Alter von 12 bis 35 Jahren im Vergleich zu den Männern ein deutlich höheres Risiko, an Anorexie oder Bulimie zu erkranken. Ein besonderes Erkrankungsrisiko konnte auch für Personen aufgezeigt werden, die exzessiv Sport oder Leistungssport betreiben, insbesondere in Sportarten, die ein hohes Maß an Fitness, Schlankheit und Körperkontrolle erfordern (Balletttänzerinnen, Jockeys).[64]

---

63 A. Boeger: Körper und Geschlecht im Jugendalter.
64 Arbeitsgemeinschaft der Wissenschaftlichen Medizinischen Fachgesellschaften (AWMF): Diagnostik und Therapie der Essstörungen. (http://www.awmf.org/uploads/tx_szleitlinien/051-026l_S3_Diagnostik_Therapie_Essstoerungen.pdf vom 12.12.2010).

Der Einfluss der Medien

Körperbezogene Kognitionen und Emotionen werden, wie schon erwähnt, von unterschiedlichen Seiten wie der Familie, den Peers oder Partnern unmittelbar beeinflusst. Nicht zuletzt sind es die Massenmedien (Fernsehen, Lifestyle- und Modemagazine, Internet), die Schönheitsideale transportieren und verstärken. Ihr Einfluss soll daher abschließend näher beleuchtet werden, zumal die Medien vielfach für eine Zunahme von Körperschemastörungen oder Essstörungen verantwortlich gemacht werden.

Tatsächlich zeichnet sich die Darstellung von Körpern in den Medien nicht nur dadurch aus, dass höchst idealisierte und stereotype Körperbilder vermittelt werden; mit der Koppelung des als erstrebenswert inszenierten 'schönen schlanken Ideals' an glückliche, erfolgreiche, sozial anerkannte Medienakteure wird zugleich auch die Bedeutung von Attraktivität in der Gesellschaft geprägt. Dazu kommt, dass die in einer globalisierten Mediengesellschaft präsentierten Ideale, Lebensentwürfe, Werte und Handlungsmuster von einem breiten Publikum jeglichen Alters rezipiert werden: Kaum jemand kann sich diesen Bildern entziehen. Soziokulturelle (Ätiologie-)Modelle erklären die weite Verbreitung eines negativen Körperbildes und dysfunktionaler Schlankheitsideale in unserer Gesellschaft daher auch mit dem sozialen Druck, sich an ein omnipräsentes Ideal von Schlankheit und Fitness anzupassen, um als attraktiv zu gelten.[65]

Für einen solchen Einfluss der Medien sprechen die Ergebnisse von Studien, die parallel zur Zunahme von Publikationen zu Diät und Fitness in Frauenzeitschriften sinkende Gewichtswerte bei Fotomodels fanden.[66] Auch eine aktuelle Längsschnittuntersuchung aus den USA an 2516 Jugendlichen im Alter von 13 Jahren zeigt einen deutlichen Zusammenhang zwischen der Lektüre von Diätmagazinen und (5 Jahre später erfassten) Essstörungen bei Mädchen, und zwar ungeachtet, ob diese normal- oder

---

[65] Heather A. Hausenblas, Janelle M. Christopher, Rebecca Ellis Gardner: Viewing physique slides. Affective responses of women at high and low drive for thinness, in: Journal of Social and Clinical Psychology 23 (2004) 45-60.

[66] Claire Wiseman, James J. Gray, James E. Mosimann, Anthony H. Ahrens: Cultural expectations of thinness in women: an update, in: International Journal of Eating Disorders 11 (1992) 85-89.

übergewichtig waren.[67] Allein die über Printmedien transportierten Schlankheitsideale und -rezepte können demnach massive Beeinträchtigungen der emotionalen und physischen Gesundheit nach sich ziehen. Aktuellen Medienformaten des Fernsehens wie Casting Shows oder Musikvideos, die ein häufig im untergewichtigen Bereich liegendes Schlankheitsideal vermitteln, dürfte in Anbetracht ihrer hohen Popularität bei jungen Frauen und Mädchen somit eine besondere Bedeutung zukommen. Bislang gibt es hierzu nur vereinzelte Untersuchungen. Ergebnisse der Medienforschung verweisen jedoch darauf, dass mit höherem Medienkonsum nicht nur die Vorstellungen der Rezipierenden in höherem Maße beeinflusst werden; sie legen auch nahe, dass je häufiger Medieninhalte konsumiert werden, die von der Alltagsrealität abweichen, desto eher sich die Weltsicht der Medienrealität annähert.[68]

Gleichwohl lassen sich Körperschemastörungen nicht monokausal oder pauschal auf direkte Medienwirkungen zurückführen. Zu berücksichtigen ist hier, dass die langfristige Wirkung der Rezeption attraktiver Medienprotagonistinnen auf das Körperselbstbild kaum kontrolliert oder gar von weiteren soziokulturellen Einflüssen isoliert werden kann. Vor allem aber werden Medieninhalte nicht einfach passiv aufgenommen, sondern, je nach persönlichen Voraussetzungen ausgewählt, aktiv verarbeitet, in Hinblick auf die eigene Person interpretiert und hinterfragt.[69]

Es gibt mittlerweile zahlreiche sozialpsychologische Untersuchungen aus dem Umfeld der sozialen Lerntheorie und der Theorie sozialer Vergleichsprozesse, welche die Faktoren genauer beleuchten, von denen die Relevanz von Medienbildern für das Selbstbild der Rezipientinnen abhängt. Insgesamt überwiegen in diesen experimentellen Studien (zumindest kurzfristig) die negativen Effekte sozialer Vergleiche mit attraktiven Werbemodels: So bewerten weibliche Testpersonen ihren eigenen Körper nach der Betrachtung attraktiver Werbemodels signifikant negativer, geben

---

67 Patricia van den Berg, Dianne Neumark-Sztainer, Peter J. Hannan, Jess Haines: Is Dieting Advice from Magazines Helpful or Harmful? Five-Year Associations with Weight-Control Behaviors and Psychological Outcomes in Adolescents, in: Pediatrics 119 (2007) e30-e37.
68 Christian Schemer: Schlank und krank durch Medienschönheiten? in: M&K – Medien und Kommunikationswissenschaft 3/4 (2003) 523-540.
69 Vgl. ebd., 534.

eine negativere Stimmung und einen geringeren Selbstwert an als nach Betrachtung neutraler Kontrollstimuli.[70] Diese Effekte hängen allerdings unmittelbar von der persönlichen Prädisposition ab: Negative Effekte treten insbesondere bei Mädchen und Frauen auf, die bereits auf Figur und Gewicht fokussiert und mit ihrem Körper unzufrieden sind.[71] Zugleich wird köperbezogenen Inhalten unterschiedlicher Medienangebote besonders dann Beachtung geschenkt, wenn das soziale Orientierungsbedürfnis groß und die Unzufriedenheit mit dem eigenen Körper ausgeprägt ist.[72] Von den Medien vorgegebene unrealistische Attraktivitätsstandards haben somit nicht notwendigerweise negative Konsequenzen auf das Körperbild von Frauen. Vielmehr ist davon auszugehen, dass körperbezogene Einstellungen, Emotionen und das Selbstwertgefühl die Wahrnehmung und Verarbeitung medialer Angebote entscheidend beeinflussen.[73]

Auch wenn die in den Medien vorgegebenen extremen Schlankheits- und Gewichtsideale nur für Einzelne ein Gefährdungspotential beinhalten, so erscheint es doch sinnvoll, im Rahmen der Prävention von Essstörungen den unrealistischen Gehalt von Medienbotschaften zu verdeutlichen und gesellschaftliche Schlankheitsideale zu thematisieren. Ungeachtet dessen, dass eine Veränderung in Richtung eines reflektierten, kritischen Umgangs mit Medieninhalten wünschenswert wäre: Letztendlich spiegeln die inszenierten, unerreichbaren und gleichzeitig wünschenswert dargestellten Körperbilder der Werbung und der Unterhaltungsindustrie nichts anderes als die Haltung unserer Gesellschaft zum Körper – einer Gesellschaft, die die Effektivität der Selbstinszenierung und Durchgestaltung des Körpers zu einem vorrangigen Ziel erklärt und Körperzentriertheit zu einem Modus der Selbstinszenierung bestimmt hat.

---

[70] Siehe dazu die Metaanalyse von Lisa M. Groesz, Michael P. Levine, Sarah K. Murnen: The Effect of Experimental Presentation of Thin Media Images on Body Satisfaction. A Meta-Analytic Review, in: International Journal of Eating Disorders 31 (2002) 1-16; Nicole Hawkins, Scott Richards, Mac Granley, David M. Stein: The Impact of Exposure to the Thin-Ideal Media Image on Women, in: Eating Disorders 12 (2004) 35-50.

[71] Gayle R. Bessenoff: Can the media affect us? Social comparison, self-discrepancy, and the thin ideal, in: Psychology of Women Quarterly 30 (2006) 239-251.

[72] Eva Baumann: Über den Zusammenhang zwischen Essstörungen und Medien, in: Norbert Neuß, Mike Große-Loheide (Hg.): Körper. Kult. Medien (Bielefeld 2007).

[73] C. Schemer: Schlank und krank durch Medienschönheiten?

Körper, Trance und freie Rede
Schamanismus und Ahnenkult in Ost-Nepal

WERNER M. EGLI

Der Philosoph Pascal sagt im vierten Kapitel seiner *Pensées* sinngemäß: «Knie nieder, bewege deine Lippen zum Gebet und du wirst glauben». Für Pascal scheint der Glaube also nicht Voraussetzung, sondern Folge einer rituellen Handlung zu sein, und diese beginnt mit einem einfachen körperlichen Akt. Rituale haben meist und meist sehr offensichtlich einen körperlichen Aspekt, sie setzen den Körper voraus, sie benutzen ihn oder sie verändern ihnen, teils vorübergehend, teils auch nachhaltig. So lapidar diese Feststellung ist und so zentral das Ritual als Gegenstand sozialwissenschaftlicher Forschung schon immer war, hat es doch bis in die 1930er Jahre gedauert, bis der Körper in die sozialwissenschaftliche Untersuchung einbezogen wurde. Und noch länger, bis das Ritual in der Perspektive des Körpers untersucht wurde.[1]

---

[1] Vgl. z.B. Carol Laderman, Marina Roseman (Hg.): The performance of healing (London, New York 1996); Ursula Rao, Klaus-Peter Köpping (Hg.): Im Rausch des Rituals (Münster 2000); Klaus-Peter Köpping, Bernhard Leistle, Michael Rudolph (Hg.): Ritual and Identity (Berlin 2006).

Werner M. Egli

Anthropologie des Körpers
Vom Körper als Objekt zum Leib als Subjekt von Kultur[2]

Mit seinem Aufsatz *Die Techniken des Körpers* von 1934 hat Marcel Mauss den Startschuss zu einer Anthropologie des Körpers gegeben.[3] Bis dahin war der Körper nur im Hintergrund oder an den exotischen Rändern der soziologischen Betrachtung gegenwärtig, etwa wenn Schädelformen oder Gehirnvolumina mit der Intelligenz oder Charaktereigenschaften in Verbindung gebracht wurden, oder wenn am Körper sonderbare Eingriffe wie Lippenpflöcke oder Tätowierungen auffielen. Ansonsten wurde der Körper meist nur indirekt, z.B. im Zusammenhang mit Kleidern oder Masken, als soziales Phänomen untersucht. Mauss wies nun nicht nur darauf hin, dass körperliche Verhaltensweisen wie das Gehen oder Essen kulturell variabel und somit erlernt sind, sondern dass der Körper zugleich das Mittel ist, mit dem die Kultur diese Prägung vornimmt. Denn der Mensch lernt die Körpertechniken durch Imitation anderer Körper. Nach Mauss bildet die Gesamtheit der Körpertechniken den Habitus einer Kultur und seine Analyse einen Schlüssel zu ihrem Verständnis.[4]

Eine andere, symboltheoretische Betrachtung des Körpers setzte in den 1950er Jahren ein, vor allem durch den Strukturalismus von Claude Lévi-Strauss.[5] In dieser Perspektive wurden der metaphorische und metonymische Gebrauch natürlicher Symbole zur Reproduktion der sozialen Ordnung untersucht, wobei auch Analogien zwischen Körperteilen, Organen oder körperlichen Prozessen und anderen sozialen Phänomenen wie Verwandtschaft, politischer Organisation oder häuslicher Architektur hergestellt wurden.[6]

---

[2] Teresa Platz: Anthropologie des Körpers. Vom Körper als Objekt zum Leib als Subjekt von Kultur (Berlin 2006).
[3] Marcel Mauss: Die Techniken des Körpers, in: ders.: Soziologie und Anthropologie, II (Frankfurt a.M. 1989) 199-220.
[4] T. Platz: Anthropologie des Körpers, 22-23.
[5] Ebd., 25-28.
[6] Vgl. z.B. Edmund Leach: Magical Hair, in: Journal of the Royal Anthropological Institute 88/2 (1958) 147-164.

Körper, Trance und freie Rede

In diese Entwicklung gehört auch das Konzept der zwei Körper von Mary Douglas.[7] Ihr zufolge ist der Körper kein beliebiges, sondern ein aufgrund seiner Eigenschaften besonders geeignetes Symbol, um die Gesellschaft auszudrücken. Douglas spricht von einem natürlichen Symbol. Sowohl als disparate Einheit wie auch durch seine Gliederung und vor allem mit seinen Öffnungen eigne sich der Körper, gesellschaftliche Grenzen, Strukturen und Prozesse zu symbolisieren. Wenn Douglas von den zwei Körpern spricht, meint sie einerseits, dass der Mensch sich zugleich als physischen und sozialen Körper wahrnimmt. Andererseits bestimmt der soziale Körper, wie der physische Körper wahrgenommen wird, und in dieser Wahrnehmung drückt sich entsprechend immer ein bestimmtes Gesellschaftsmodell aus. Aufgrund dieser Analogie zwischen Strukturen des Körpers und jener der Gesellschaft sollten nach Douglas Formen der sozialen Kontrolle und der Körperkontrolle übereinstimmen. Dies trifft zwar erfahrungsgemäß sehr oft, aber nicht immer zu. Diese Diskrepanz konnte Douglas wohl darum nicht erfassen, weil sie sowohl den menschlichen Körper als auch die Gesellschaft als statische Strukturen und an sich unverbundene Gegenstände begriff.

Neuere ethnologische Überlegungen zum Körper orientieren sich darum weniger an Douglas, sondern an Maurice Merleau-Ponty und Pierre Bourdieu, die den Zusammenhang zwischen Körper und Gesellschaft auf einer grundlegenderen Ebene analysierten.[8] Merleau-Ponty geht von Edmund Husserls Phänomenologie aus, wonach Phänomene nicht gegeben sind, sondern im Bewusstsein eines wahrnehmenden Subjekts entstehen. Anders als Husserl betrachtet er aber nicht die Intentionalität des Bewusstseins als Grundlage dieses Prozesses, sondern die Leiblichkeit. Durch seinen Leib nimmt der Mensch die Welt wahr, noch bevor sich sein Bewusstsein auf bestimmte Gegenstände richtet. Mit Leib meint Merleau-Ponty nicht den Körper, der ein aus Knochen, Fleisch, Blut usw. bestehendes Objekt ist. Der Leib ist vielmehr ein Vermittler zwischen Subjekt und Objekt, zwischen Geist und Körper. Diese Vermittlung findet

---

7 Mary Douglas: Ritual, Tabu und Körpersymbolik (Frankfurt a.M. 1974 [engl. Orig.-Ausg. 1970]).
8 Maurice Merleau-Ponty: Phänomenologie der Wahrnehmung (Berlin 1974 [franz. Orig.-Ausg. 1945]); v.a. Pierre Bourdieu: Sozialer Sinn (Frankfurt a.M. 1987 [franz. Orig.-Ausg. 1980]).

durch die Wahrnehmung statt, die nach Merleau-Ponty nicht einfach durch Aufnahme von Sinnesdaten die Welt passiv abbildet, sondern aktiv an ihrer Konstruktion beteiligt ist. Der Leib ist nicht nur form- und inhaltslose Voraussetzung, sondern besitzt aus seinem Umgang mit der Welt bereits Strukturen. Aus dem Umgang mit der natürlichen Welt wird sich der Leib seiner selbst bewusst, und das Erste, was er in der sozialen Welt erkennt, ist der Leib eines anderen. Der Leib wird sich also zugleich als Selbst bewusst, wenn er einen anderen Leib als Selbst erkennt. Damit ist der Leib auch Grundlage menschlicher Gesellschaft und Kultur, und insbesondere durch die Analyse der sinnlichen Wahrnehmung können wir etwas über das Selbst und die Kultur erfahren.[9]

Aber diese Erkenntnis droht insofern subjektiv zu bleiben, als sie nur dem allgemeinen Zusammenhang von Selbst und Kultur Rechnung trägt, nicht jedoch spezifische kulturelle Phänomene einzubeziehen erlaubt. Thomas Csordas empfahl darum in einem programmatischen Aufsatz von 1990,[10] in dem es ihm um die Etablierung des Leibes als Perspektive sozialwissenschaftlicher Betrachtung ging – er spricht von *embodiment* –, Merleau-Pontys Ansatz durch jenen von Pierre Bourdieu zu ergänzen.

Nach Bourdieu liegt das Problem der phänomenologischen Betrachtung darin, dass sie die Welt als genauso gegeben hinnimmt, wie die in ihr handelnden Akteure. Damit läuft sie aber Gefahr, die Alltagserfahrung dieser Akteure nur zu reproduzieren, nicht aber zu erklären. Bourdieu geht davon aus, dass das Handeln mehr Sinn hat, als die Akteure selbst wissen, und dass genau die Rekonstruktion dieses Mehr an Sinn die Aufgabe der Sozialwissenschaften ist. Dass die Akteure den Sinn ihrer Handlungen nicht oder nur teilweise erfassen, kommt daher, dass es nicht nur um das kognitive Verständnis von Bedeutungen geht, sondern sowohl um ein körperliches Verständnis als auch um den praktischen Umgang mit Bedeutungen. Das Individuum ist nicht einfach Träger von Symbol-, Wert- oder Normensystemen, die es marionettengleich in die Praxis umsetzt. Und die Wissenschaft kann sich nicht auf die Rekonstruktion dieser Systeme beschränken, sondern muss von der Praxis ausgehen, in der Be-

---

[9] T. Platz: Anthropologie des Körpers, 43-52.
[10] Thomas Csordas: Embodiment as a Paradigm for Anthropology, in: Ethos 18/1 (1990) 5-47.

deutungen, Werte und Normen geschaffen und reproduziert werden. Nicht nur die Ergebnisse dieses Prozesses müssen untersucht werden, sondern dieser Prozess selbst.

Das zentrale, wenn auch nicht einzige Prinzip der Praxis, das Handlungen strukturiert, wie es seinerseits von Handlungen strukturiert wird, ist nach Bourdieu der Habitus. Wie für Mauss ist Habitus auch für ihn «nichts anderes als der gesellschaftlich geformte Körper [...] mit all seinen Sinnen, d.h. nicht nur mit seinen ihm zugebilligten fünf Sinnen».[11] Unter Habitus versteht Bourdieu einen 'sozialen Sinn', der alle möglichen praxisrelevanten Sinne in sich vereint. Der Habitus wird hauptsächlich erworben, indem sich wiederholte Erfahrungen in spezifischen sozialen Kontexten im Organismus in Form von Wahrnehmungs-, Denk- und Handlungsschemata niederschlagen, und der so strukturierte Habitus bildet die Basis für die Wahrnehmung und Einordnung späterer Erfahrungen. Was Bourdieu Inkorporierung oder Einverleibung nennt, meint nicht, dass der Körper soziale Strukturen verinnerlicht, sondern dass es sich bei dieser wechselseitigen Prägung um einen leiblichen Prozess handelt. Die Einverleibung findet nach Bourdieu unmittelbar in der Praxis statt, wo unscheinbare pädagogische Imperative viel nachhaltiger wirken als jede institutionelle pädagogische Maßnahme. Am nachhaltigsten ist aber auch nach Bourdieu die praktische Mimesis, bei der direkt die Motorik angesprochen wird. Was der Leib auf diese Art erwirbt, *hat* er nicht, es ist auch kein Wissen des Leibes, auf das durch bewusste Reflexion zurückgegriffen werden könnte, sondern es *ist* der Leib. Wie bei Merleau-Ponty gibt es auch bei Bourdieu auf der Ebene des Leibes keine Trennung von Subjekt und Objekt. Im Gegensatz zu Merleau-Ponty eröffnet uns Bourdieu jedoch die Möglichkeit zu einer sozialen Analyse objektiver Strukturen in der Perspektive des Leibes. Denn die an sich willkürlichen kulturellen Setzungen verlieren ihre Subjektivität insoweit, als sie sich im Habitus niederschlagen. Diesen und die Bedingungen seiner Entstehung können wir empirisch untersuchen. Bourdieu hat dies exemplarisch mit

---

11 Pierre Bourdieu: Entwurf einer Theorie der Praxis auf der Grundlage der kabylischen Gesellschaft (Frankfurt a.M. 1979 [franz.-Orig. Ausg. 1972]) 279.

seiner Analyse des Zusammenhangs zwischen dem Habitus der Geschlechter und der Struktur des Hauses bei den Kabylen demonstriert.[12]

Wenn unter den Möglichkeiten der Einverleibung die körperliche Nachahmung besonders effektiv sein soll, und wenn es möglich ist, praktisch in die Wahrnehmungsprozesse einzugreifen, wie dies bei der Trance der Fall ist, kann man sich fragen, ob nicht Rituale im Allgemeinen und Tranceriruale im Besonderen dazu angetan sind, den Einverleibungsprozess zu verstärken und bei allfälligen Entgleisungen wieder einzurenken. Ich werde auf diese Frage zurückkommen.

Nach diesem Abriss der Geschichte der Ethnologie des Körpers will ich mich nun meinem eigentlichen Thema zuwenden, der Rolle des Körpers in den Ritualen der Sunuwar in Ost-Nepal, und der Rolle der Trance in diesen Ritualen. Am Schluss werde ich auf die Funktionen dieser Rituale eingehen. Weil die thematisierten Rituale schamanischer Art sind, werde ich zudem auf das Phänomen des Schamanismus und verschiedene Versuche seiner theoretischen Erfassung eingehen, insbesondere in Nepal, sowie auf einen Versuch, das Ritual als sinnliche Kommunikation zu betrachten und die Trance als Schlüssel zum Verständnis dieser Kommunikationsform.

Die Sunuwar und ihre Rituale

Die Sunuwar, die sich selbst *koĩch* nennen, sind eine ethnische Minorität in Ost-Nepal und zählen ca. 95 000 Mitglieder.[13] Sie leben südlich des Everest-Massivs und betreiben Subsistenzlandwirtschaft. Sie sind in loka-

---

12 T. Platz: Anthropologie des Körpers, 53-77, 101-105.
13 Vgl. Werner Egli: Bier für die Ahnen. Erbrecht, Tausch und Ritual bei den Sunuwar Ostnepals (Frankfurt a.M. 1999); ders.: The Sunuwar of Nepal and their Sense of Communication. A Study in the Culture, Psychology, and Shamanism of a Himalayan People (Münster 2012); ältere Arbeiten zum Sunuwar-Schamanismus von Alain Fournier: A preliminary report on the Puimbo and the Ngiami. The Sunuwar shamans of Sabra, in: John Hitchcock and Rex Jones (Hg.): Spirit Possession in the Nepal Himalayas (Warminster 1976) 100-123; ders.: The Role of the Priest in Sunuwar Society, in: James Fisher (Hg.): Himalayan Anthropology (The Hague 1978) 167-178; vgl. auch Lal Rapacha: Contemporary Essays on Vanishing Ethnicity, Cultures and Languages of Nepal. A Focus on Kiranti-Koĩch (Kathmandu 2009).

lisierte und exogame Patriklane gegliedert, d.h., die Ehefrauen kommen jeweils aus anderen Dörfern, was, in Verbindung mit dem traditionellen Erbrecht, Konfliktpotential birgt. Traditionell erhalten die älteren Söhne bei ihrer Hochzeit ihr Erbe. Der jüngste Sohn erbt das elterliche Haus und das meiste Land, ist jedoch zur Pflege der Eltern im Alter und zur Durchführung der Ahnenrituale verpflichtet. Nur im Stammhaus bzw. im Haus von verheirateten jüngsten Brüdern finden wir Großfamilien. Es ist kein Zufall, dass die meisten Heilrituale hier stattfinden, und zwar meist im Zusammenhang mit einer Heirat.

Zum Verständnis des Rituals ist auch der indigene Kulturbegriff der Sunuwar bedeutsam. Sie nennen ihn *mukdum*, und er schließt alle normativen Aspekte der Sunuwar-Gesellschaft ein. Zudem gibt es eine Kurzfassung des *mukdums* in Ritualsprache, das *sālāk*. Dieses ist nicht nur eine Kompilation aller für die Sunuwar wichtigen Dinge, Orte und übernatürlichen Wesen, es ist eine Art Itinerar. Die Liste der einzelnen Items entspricht nämlich der Migrationsroute der Sunuwar von ihrem mythologischen Ursprungsort *Shyamangadh* zu ihrem Siedlungsgebiet. Das Paradigma, das bei den Sunuwar alles mit allem, den Ursprung mit der Gegenwart und den Einzelnen mit seiner Kultur verbindet, sind die Ahnen. In ihnen verkörpert sich das *mukdum*, in ihnen spricht das *sālāk*.

Der Hüter des *mukdums* ist der Klanpriester *nā'so*. Er ist speziell für die verbale Präsentation und Tradierung des *mukdums* verantwortlich. Der Schamane, genannt *poĩbo*, und die Schamanin, die *ngyāmi*, sind zusätzlich für die sinnliche Präsentation des *mukdums* zuständig, in ihnen können sich das *mukdum* und die Ahnen inkarnieren. Die Sunuwar-Schamaninnen und -Schamanen sind sowohl zuständig für saisonale Ahnenrituale wie auch für die Heilung von Kranken. Die Ahnenrituale sind Wiederholungen des Totenrituals und haben einen verwandtschaftlich genau definierten Teilnehmerkreis. Sie sind symbolische Speisungen der Ahnen und beinhalten auch eine materielle Umverteilung von reicheren an ärmere Gesellschaftsmitglieder. Der Ablauf der Ahnenrituale geht genau gleich vor sich wie bei den Heilritualen, die *chintā* heißen. Ich beschränke mich darum im Folgenden auf die Analyse einer *chintā*.

Schamanismus und sein theoretisches Verständnis

Schamanen sind magisch-religiöse Praktiker, die in vielen traditionalen und teils auch modernen[14] Gesellschaften vorkommen. Sie gelten als Mediatoren zwischen diesseitiger und jenseitiger Welt und üben ihren Job in meist spektakulären Ritualen und im Zustand der Trance aus. In der zeitgenössischen Schamanismusforschung nimmt man an, dass – anders als Mircea Eliade,[15] der Pionier der Schamanismusforschung, meinte – die Fähigkeit zur Herbeiführung einer Trance sowie ein Glaube an Geisterwesen und eine Dreiteilung des Kosmos in Himmel, Welt und Unterwelt nicht genügen, um der Vielfalt von Schamanismen beizukommen. Zudem geht man heute davon aus, dass schamanische Fähigkeiten, Handlungen und Funktionen nur im jeweiligen lokalen Kontext verstanden werden können, und dass dies ausgehend vom schamanischen Ritual geschehen sollte.[16]

Die vielleicht einflussreichste neuere Theorie des Schamanismus, die auf Lokalkulturen zielt, hat Roberte Hamayon vorgelegt.[17] Gemäß Hamayon steht der Schamane mit seinem Ritual im Zentrum der symbolischen Reproduktion seiner Gemeinschaft. Auf symbolische Weise repräsentiert er Letztere im Ritual in idealer Form, etwa durch Absingen von Ursprungsmythen oder anderer Handlungen, die es dem Individuum ermöglichen, sich mit den Normen seiner Gesellschaft zu identifizieren. Diese an der Religionssoziologie Durkheims und am Strukturalismus von Lévi-Strauss orientierte Theorie teilt jedoch mit ihren berühmten Vorläufern das Problem, dass das Verhältnis zwischen Individuum und Gesell-

---

14 Vgl. z.B. Florian Gredig: Finding new cosmologies. Shamans in contemporary Europe (Wien 2009); Dirk Schlottmann: Koreanischer Schamanismus im neuen Millennium (Frankfurt a.M. 2007).
15 Mircea Eliade: Schamanismus und archaische Ekstasetechnik (Frankfurt a.M. 2009 [franz. Orig.-Ausg. 1950]).
16 Vgl. Jane Monnig Atkinson: Shamanisms Today, in: Annual Review of Anthropology 21 (1992) 307-330; Thomas Dubois: Trends in Contemporary Research on Shamanism, in: Numen 58/1 (2011) 100-128.
17 Roberte Hamayon: La chasse à l'âme: esquisse d'une théorie du chamanisme sibérien (Nanterre 1990).

schaft als einseitiger Zwang des Sozialen oder des Symbolischen verstanden und die Rolle interaktiver Mechanismen geringgeschätzt wird.

In quasi egalitären Sammler- und Jäger-Gesellschaften, teils auch bei einfachen Pflanzern, finden wir Schamanen, die auch eine politische Funktion haben. Mit zunehmender Komplexität der Gesellschaft finden wir zusätzlich zum Schamanen weitere magisch-religiöse Praktiker.[18] In bäuerlichen Gesellschaften, die nicht oder nur beschränkt in einen Staat integriert sind, finden wir neben Schamanen regelmäßig auch Priester, die der politischen Autorität nahestehen. Beide üben soziale Kontrolle aus. Schamanen dagegen scheinen hier weniger für die Durchsetzung der Normen zuständig zu sein, sondern für die Heilung von Kranken. Dass Schamanen hier auch eine politische oder rechtliche Funktion haben, ist schwer zu erkennen. Auch dass die Gründe für die meist psychischen Krankheiten, die sie behandeln, fast immer sozialer Art sind, ist meist nicht offenkundig. Es scheint gerade die heilende Wirkung des Rituals zu sein, diese Ursachen zu bestimmen und zu beseitigen. Was aber passiert im Ritual, damit dieses Ziel erreicht wird?

Es fehlt nicht an Theorien, um die heilende Wirkung schamanischer Rituale zu erklären – nur schon für Nepal, wo es fast 100 verschiedene ethnische Gruppen mit schamanischen Traditionen gibt. Auf fünf dieser Erklärungsansätze will ich kurz eingehen, da sie alle auch Aspekte des später behandelten Sunuwar-Rituals verständlich machen.[19]

Nach Robert Desjarlais soll eine Heilung durch eine präverbale, rein sinnliche Interaktion zwischen Schamane und Patient zustande kommen.[20] Ähnlich der Alexander-Methode vermittelt der Schamane dem Patienten auf körperliche Weise, wie er mit seinem Körper richtig umgehen soll. Die Beschränkung auf die körperliche Interaktion rührt nach Desjarlais daher, dass in kleinen Gemeinschaften keine verbalen psychologischen Ausdrucksformen entstehen können, um über Probleme zu

---

18 Michael Winkelmann: Shamanism. The Neural Ecology of Consciousness and Healing (Westport 2000) 75.
19 Diese Erklärungsversuche beziehen sich auf ethnische Gruppen Nepals, die wie die Sunuwar zur tibeto-burmanischen Sprachfamilie gehören und punkto Sozialorganisation vergleichbare Strukturen aufweisen.
20 Robert Desjarlais: Body and Emotion. The Aesthetics of Illness and Healing in the Nepal Himalayas (Philadelphia 1992).

sprechen. Diese Erklärung vernachlässigt aber, dass kein schamanisches Ritual ohne ein größeres Publikum abgehalten wird, das aktiv am Ritual teilnimmt. Gerade durch wiederholte Berührung des Patienten durch den Schamanen oder durch die Demonstration von Bewegungen und Haltungen, denen der Patient folgen soll, nimmt das Publikum unweigerlich teil. Oft werden Teile der Behandlung auch gleich für alle Anwesenden wiederholt. Zudem übersieht Desjarlais, dass natürlich auch verbale Äußerungen und nicht nur Gesten im Ritual eine wichtige Rolle spielen.

Weder Publikum noch Patient spielen im Erklärungsversuch von Charlotte Hardman eine zentrale Rolle.[21] Sie stellt ganz auf die korrekte Performanz des Schamanen ab. Das heißt durch exemplarische Rezitation der Texte und Ritualhandlungen soll der Schamane ein Vorbild sein. Das ordentliche Handeln des Schamanen bürge für die Rekonstruktion der ursprünglichen Ordnung. Es gehe nicht um eine körperliche Veränderung, sondern um eine ideologische. Es scheint zwar richtig, dass – anders als Desjarlais meint – der Patient keine zentrale Rolle im Ritual spielt, er ist nur der Anlass und Bezugspunkt.[22] Aber das Publikum lässt die Darbietung des Schamanen durchaus nicht nur passiv über sich ergehen, noch beschränkt es sich auf eine bloß kognitive Beurteilung der Regelkonformität seiner Handlungen. Natürlich ist der Schamane auch eine Identifikationsfigur; was ihn aber diesbezüglich etwa von einem Mythenerzähler unterscheidet und warum er für seine Vorbildfunktion das Ritual braucht, lässt Hardman im Dunkeln.

Inwiefern das Ritual über das Erzählen und Hören von Mythen hinausgeht und zur Identifikation beiträgt, erklärt Lévi-Strauss so:[23] Im Ritual wird einerseits auf nicht-alltägliche Weise gesprochen, andererseits haben die rituellen Gesten und Gegenstände keine eigene Bedeutung sondern ersetzen Wörter, von denen jedes ganze Bedeutungskomplexe konnotieren kann. Das Ritual verdichtet oder ersetzt so Handlungen, die sonst diskursiv wären. Dem scheint zu widersprechen, dass im Ritual viel gespro-

---

21 Charlotte Hardman: Other Worlds. Notions of Self and Emotion among the Lohorung Rai (Oxford 2000).
22 Darum unterscheiden sich bei den Sunuwar die schamanischen Handlungen in Ahnenritualen und Heilritualen nicht wesentlich voneinander.
23 Claude Lévi-Strauss: Mythologica, IV (Frankfurt a.M. 1971 [franz. Orig.-Ausg. 1971]) 788.

chen wird. Aber es wird eben meist in besonderer Weise gesprochen; und nach Lévi-Strauss gibt es zwei typische Verfahren: die Zerstückelung und die Wiederholung. Die Zerstückelung, etwa wenn jeder Kleinigkeit große Aufmerksamkeit geschenkt wird, kann den Eindruck einer Verlangsamung bis hin zum Stillstand der Zeit erwecken. Denselben Effekt erzeugen die endlosen Wiederholungen. Die Zerstückelung lässt sich nach Lévi-Strauss auf die Wiederholung zurückführen, denn unendlich klein gewordene Unterschiede haben die Tendenz, in eine Quasi-Identität zu verschmelzen. Durch beide Verfahren erzeugt das Ritual den Eindruck von Zeitlosigkeit, Ursprünglichkeit und Identität. Es entzieht Vorstellungen, die in diskursiver Form und im chronologischen Ablauf wahrscheinlich als uneinheitlich, paradox oder unmöglich erscheinen würden, dem Bewusstsein und der Kritik. Zur Identifikation der Teilnehmer mit dem Schamanen und dem, was er verkörpert, sind also Sondermittel notwendig. Die von Lévi-Strauss genannten stellen jedoch nur einen Teil davon dar.

Wie Martin Gaenszle gezeigt hat, sind spezielle Ritualtexte und ihr gezielter Einsatz durch den Schamanen weitere derartige Mittel.[24] Was diese Texte auszeichnet, ist zuerst einmal ihre besondere Sprache, die sowohl aus Alltagssprache besteht als auch aus Ritualsprache. Mit Letzterer kann nicht nur die Bedeutung der Ersteren deutlich gemacht werden, ritualsprachliche Termini und Wendungen verleihen den Texten auch eine besondere Struktur, die z.B. ihre rhythmische Rezitation begünstigt. Dies ist darum wichtig, weil die Texte größtenteils dröge Aufzählungen übernatürlicher Wesen, Orte und Gegenstände sind. Den unendlichen Wiederholungen in den Texten wie auch der Wiederholung der Texte würde wohl schnell die Aufmerksamkeit entzogen, wenn nicht mit besonderen sprachlichen Mitteln Gegensteuer gegeben würde. Solche Formen sind in Sunuwari etwa Binominale wie *rupuwa-varuwa* für 'intelligentes Wildschwein', Verdoppelungen wie *bul-bul* für 'wahre Seele' oder Kombinationen von beidem wie *saya bul-bul-taya bul-bul* für 'obere und untere Seite der

---

[24] Martin Gaenszle: Ancestral Voices. Oral Ritual Texts and their Social Contexts among the Mewahang Rai of East Nepal (Münster 2002); ein ähnlicher Ansatz findet sich bei Gregory Maskarinec: The Rulings of the Night. An Ethnography of Nepalese Shaman Oral Texts (Madison 1995).

wahren Seele'. Eingerahmt von solchen sprachlichen Formen lassen sich selbst die langweiligsten Aufzählungen unendlich oft vortragen, ja man nimmt sie nicht nur in Kauf, sondern wartet geradezu auf ein *da capo*.

Eine weitere Eigenschaft der Ritualtexte ist nach Gaenszle ihr dialogischer Aufbau. Sie richten sich immer an jemanden, von dem eine Reaktion erwartet wird. Gewisse Texte sind eigentliche Frage-und-Antwort-Spiele. Damit ist in den Texten immer schon eine Interaktion vorgegeben, und zwar nicht nur zwischen dem Schamanen und übernatürlichen Wesen, sondern unter allen am Ritual Beteiligten. Die besonderen sprachlichen Mittel ersetzen nach Gaenszle darum nicht nur diskursive Praktiken, wie Lévi-Strauss meint, sondern erzeugen innerhalb des Rituals ein sprachliches Universum, in dem etwa die Schilderung einer symbolischen Reise des Schamanen als gemeinsame Erfahrung nachvollzogen werden kann. Was bei dieser primär linguistischen Erklärung des Rituals zu kurz kommt, ist nun aber die Tatsache des vollen Körpereinsatzes des Schamanen, und auch, dass Rituale sinnliche Spektakel sind. Meist sind sie auch so laut, dass die Teilnehmer sprachlich nur wenig mitbekommen können.

Martino Nicoletti nimmt einerseits zusätzlich zur symbolischen ebenfalls eine unmittelbar sinnliche Interaktion an, jedoch zwischen dem Schamanen und dem gesamten Publikum. Zudem spricht Nicoletti Letzterem in doppelter Weise eine aktive Rolle zu.[25] Das Publikum kann nach Nicoletti gar nicht anders, als aktiv am sinnlichen Spektakel teilnehmen. So, wie wir es kaum schaffen, nicht mitzuhören, wenn im Zugabteil nebenan jemand ein Handy-Telefonat führt. Auf dieses menschliche Unvermögen scheint letztlich das gesamte Handeln des Schamanen zu setzen. Sinnlich immer schon verbunden mit seinem Publikum, kann er seine Botschaften auf körperliche Weise vermitteln. Mit seinem Körper macht der Schamane die unsichtbare Welt wahrnehmbar bzw. bezieht sein Publikum in eine unsichtbare Welt ein.[26] Die Antwort der übernatürlichen

---

[25] Martino Nicoletti: Shamanic Solitudes. Ecstasy, Madness and Spirit Possession in the Nepal Himalayas (Kathmandu 2006 [ital. Orig.-Ausg. 2002]); The Ecstatic Body. Notes on Shamanism and Corporeity in Nepal (Kathmandu 2008).

[26] Vgl. Karin Gmoser: Das Unsichtbare im Schamanismus. Ethnographischer Blick und schamanisches Sehen am Beispiel der Magar Zentralnepals und anderer Referenzen (Wien 2008).

Wesen auf die Anrufung durch den Schamanen ist ihre Inbesitznahme seines Körpers. Den Akt der Inkorporation zeigt der Schamane vor allem durch Zitterbewegungen an. Die Eigenschaften und Meinungen der übernatürlichen Wesen deutet er mit weiteren Gesten an. Es kommt auf dasselbe heraus, ob man den Schamanen oder seinen Körper als Tempel betrachtet, in den die übernatürlichen Wesen einziehen, oder ob man den Schamanen gleich mit diesen identifiziert.

Wo immer Sinne eine Rolle spielen, spielen auch Sinnestäuschungen eine Rolle. Um diese wissen die Ritualteilnehmer, und dies ist wohl mit ein Grund, warum sie oft der Wirkung des Rituals und der Fähigkeit des Schamanen misstrauen. Wie Judith Hengartner[27] kürzlich am Beispiel mongolischer Schamanen gezeigt hat, sollte man nicht fragen, ob diese oder jene Form des Schamanismus authentisch ist, denn diese Frage gehört zum schamanischen Ritual.

Nicoletti berücksichtigt nun aber noch eine weitere Aktivität des Publikums, nämlich dass es im Ritual spricht, etwa Fragen des Schamanen beantwortet oder ihm Fragen stellt. Dabei können Dinge ausgesprochen und erfahren werden, über die sonst nicht gesprochen wird oder gesprochen werden kann. Worüber gesprochen wird, lässt Nicoletti jedoch offen.

Hier setzt der Erklärungsversuch Dagmar Eigners an, die das schamanische Ritual als soziales Drama im Sinne Victor Turners begreift, das reale Konflikte thematisiert und bei ihrer Bewältigung helfen soll.[28] Eigner zufolge hat das Ritual eine kathartische Wirkung, und sie vergleicht es diesbezüglich auch mit der antiken Tragödie und zeitgenössischen Formen der Psychotherapie. Das Ritual stellt nach Eigner ein Rollenrepertoire und eine Ablaufstruktur zur Verfügung, die es den Beteiligten ermöglichen sollen, ihren Part in sozialen Konflikten durchzuspielen, wodurch, wie es Aristoteles für die Tragödie annahm, eine kathartische Wirkung entstehen soll, oder, wie es die zum Vergleich herangezogenen Psychotherapien unterstellen, unbewusste Verstrickungen bewusst gemacht werden sollen. Dadurch werden dann zwar nach Eigner nicht reale

---

[27] Judith Hangartner: The constitution and contestation of Darhad shamans' power in contemporary Mongolia (Folkestone 2011).
[28] Dagmar Eigner: Ritual, Drama, Imagination. Schamanische Therapie in Zentralnepal (Wien 2001).

Probleme gelöst, es sollen aber psychische Probleme gelöst werden können, was dann wiederum einen besseren Umgang mit realen Problemen erlaube.

Eigners Vergleich mit der antiken Tragödie finde ich im Fall des Sunuwar-Rituals nicht zutreffend, weil hier keine Konflikte wiederholt werden, sondern, was wiederholt wird, ist die ursprüngliche Ordnung, genau wie es Hardman sieht. Und insofern Konflikte thematisiert werden, werden sie nicht wiederholt, sondern von den Ritualteilnehmern auf eine besondere Weise diskutiert. Den oft gemachten Vergleich von Schamanismus und Psychotherapie halte ich generell für problematisch, denn – einmal ganz abgesehen davon, ob die Bewusstmachung irgendeine heilende Funktion hat – scheint es im schamanischen Ritual gerade darum zu gehen, gewisse Dinge nicht ins Bewusstsein treten zu lassen.

Um zu verstehen, wie das Ritual auch reale Konflikte lösen und dadurch heilend wirken kann, scheint Eigner – wie auch die anderen herangezogenen Erklärungsversuche – zu kurz zu greifen. Wie wir bei der anschließenden Schilderung des Rituals sehen werden, beziehen sich diese Erklärungen nur auf *eine*, wenn auch grundlegende Kommunikationsebene des Rituals, auf den Rahmen, innerhalb dessen eine zweite Art Kommunikation stattfindet, die durchaus zur Lösung realer Konflikte beitragen kann. Zuvor möchte ich aber noch einen Aspekt der grundlegenden Kommunikationsebene beleuchten, denn wenn die vorhin besprochenen Erklärungsversuche auch wichtige Aspekte dieser Seite des Rituals erfassen, so bieten sie doch nur beschränkt Hand, die Rolle des Körpers im Ritual hinreichend zu verstehen. Zudem sagen sie nichts über die Bedeutung der Trance.

Ritual als sinnliche Kommunikation
Leib, ursprüngliche Sinneserfahrung und Trance

Nach der Teilnahme an einer Séance stellte Nicoletti fest, «a body was the protagonist of a rite»; ein Körper, der als Raum fungieren kann, als Tempel und als Grenze oder Bindeglied zwischen den Realitäten; ein Körper, der zu Ahnen und Gottheiten wird; ein singender und klingender Körper; und ein Körper, der andere Körper heilen kann; vor allem aber ein Körper, dessen Eigenschaften und Regungen von allen gesehen werden.[29] Man könnte einerseits noch hinzufügen: ein Körper, der nicht nur *gesehen*, sondern rundum sinnlich wahrgenommen wird; und andererseits: ein Körper, der nicht nur wahrgenommen werden *kann*, sondern wahrgenommen werden *muss*. Woher stammen die Multimedialität und Attraktivität des schamanischen Körpers?

Sicher werden sie schon durch den rituellen Kontext geschaffen. Die besondere Kleidung oder die verschiedenen Ritualinstrumente des Schamanen stellen ein dichtes symbolisches Universum dar. Es sind aber erst die schamanischen Handlungen, die diesem Universum Leben einhauchen. Und dabei scheint die Trance eine wichtige Rolle zu spielen. Wie die Ritualsprache einen besonderen Diskurs im Ritual ermöglicht, scheint die Trance auf körperlicher Ebene eine nicht alltägliche Art der Kommunikation zwischen Schamanen und Ritualteilnehmern zu ermöglichen.

Um dies zu verstehen, muss auf einen mit der phänomenologischen Perspektive kompatiblen Ritualbegriff eingegangen werden. Ich schließe mich hier Bernhard Leistle an, der das Ritual als sinnliche Kommunikation behandelt.[30] Ich möchte Leistles Überlegungen jedoch auf Rituale beschränken, in denen Trance eine Rolle spielt. Rituale sind nach Leistle in erster Linie durch gestische Expressivität gekennzeichnet und bilden für Performer ebenso wie für Teilnehmer einen Modus sinnhafter, leiblicher Erfahrung. Im Ritual ist nicht so entscheidend, *was* getan wird, sondern *wie* und *womit* es getan wird, und *wie* es erfahren wird.

Die leibliche Erfahrung weist viele Aspekte auf: Form und Beschaffenheit der Ritualgegenstände, Dekoration des Ritualraumes, rituelle Kleidung, Abbrennen von Räucherwerk, Berührungen, Musik, Tanz usw. Dann aber auch besondere Handlungseigenschaften wie Wiederholung, Lautstärke, Intensität usw. All dies kann beschrieben und reflektiert werden, ist aber letztlich nur durch Teilnahme zu begreifen. Rituale sind auch ein Modus ganzheitlich-existenzieller Erfahrung, d.h., sie liefern eine Erfahrung *vor* jeder Ausdifferenzierung gesellschaftlicher Kontexte. Ökono-

---

[29] M. Nicoletti: Shamanic Solitudes (Kathmandu 2006) 97.
[30] Bernhard Leistle: Ritual as Sensory Communication, in: K.-P. Köpping et al. (Hg.): Ritual and Identity, 33-73; ders.: Sinneswelten. Eine phänomenologisch-anthropologische Untersuchung marokkanischer Trancerituale (Heidelberg 2007) v.a. Kap. 5.

mische, psychologische, politische usw. Elemente sind untrennbar miteinander verbunden. Der Mensch nimmt sich zuerst einmal als Mensch wahr. Gleichzeitig ist das Ritual aber auch ein Modus kultureller Erfahrung, denn ohne differenzierten Sinnzusammenhang keine Kommunikation. Rituelle Gesten sind genau vorgeschrieben und werden erwartet. Ein Scharlatan ist der, der das Ritual nach subjektiven Intentionen gestaltet, anstatt durch sich die Kultur sprechen zu lassen.

Weiter sind Rituale nach Leistle Sphären virtueller Realität. Damit meint er, dass die alltägliche Wahrnehmung manipuliert wird, und zwar indem die Strukturierungsprozesse der rituellen Erfahrung auf der Ebene des Leibes ansetzen. So können sie etwa Sinnestäuschungen vorbeugen, die oft Grundlage alltäglicher Zweifel sind, denn die unmittelbare Erfahrung des Leibes findet noch nicht in Sinnesmodi statt, sondern ist multisensoriell oder synästhetisch. Die Ersetzung einer alltäglichen durch eine vorübergehende rituelle Einstellung, die dem untrüglichen Urzustand nahekommt, geschieht dadurch, dass das sinnliche Erleben des Leibes so gesteuert wird, dass es a) im Gegensatz zum Alltagserleben steht, b) trotzdem von allen nachvollziehbar ist und c) möglichst viele Sinne gleichzeitig anspricht. Genau in dieser Hinsicht ist der Schamane der «Archetyp des multisensuellen Designers», wie Jürgen Kremer treffend formuliert.[31] Er bringt ein autonomes, dem Alltag vergleichbares, aber doch nicht gleiches Universum hervor, das in der sinnlichen Wahrnehmung als ursprünglich oder zumindest: ursprünglicher erscheint. Gerade durch das gleichzeitige Ansprechen mehrerer Sinne vermag der Schamane Atmosphäre zu erzeugen, oder in der Formulierung von Leistle, er eröffnet einen Zugang zum atmosphärischen Stadium der Erfahrung.

Wie Leistle zu Recht unterstreicht, tritt deswegen im rituellen Verhalten nun nicht etwa das atmosphärische Moment in den Vordergrund, z.B. durch unkontrollierte Bewegungen oder Improvisationen, sondern es dominiert ganz im Gegenteil das strukturelle Element, etwa in der unendlichen Wiederholung von Gesten, Gesängen oder des Trommelschlags. Aber, anders als Leistle meint, gehen nicht rituelle Zeichen der Vieldeutigkeit aus der atmosphärischen Unbestimmtheit der Erfahrung

---

31 Jürgen Kremer: Trance als multisensuelle Kreativitätstechnik, in: Peter Luckner (Hg.): Multisensuelles Design (Halle 2003) 591.

hervor, womit die Funktion des Rituals letztlich nur eine existenzielle wäre, vielmehr sind es die idealisierten Formen der Kultur. Und diese scheinen nichts anderes zu sein als die idealen, abstrakten oder kohärenten Formen des Habitus, die in der alltäglichen Praxis nicht, nur partiell oder in widersprüchlicher Weise wahrgenommen werden. In einer virtuellen Praxis und auf eine multisensorielle Weise orientiert das Ritual den alltäglichen Habitus an seiner idealen Form, indem es diese im Modus der Ursprünglichkeit erfahrbar macht. Eine Art prä-reflexive Reflexion, die vorübergehend den Habitus tatsächlich mit dem Symbolsystem identifiziert, mit dem er sonst, auch von der allzu objektivistischen Wissenschaft, verwechselt wird.

Dieser rituelle Prozess wird ganz wesentlich durch die Trance begünstigt.[32] Trance ist eine Form leiblicher Erfahrung, denn wird Erfahrung, wie in der Phänomenologie, als Kommunikation zwischen Selbst und Welt verstanden, so kann eine Veränderung des Erlebens nicht nur auf das subjektive Bewusstsein beschränkt werden, also ein veränderter Bewusstseinszustand sein. Was sich verändert, sind die kommunikativen Beziehungen zwischen Mensch und Welt. Damit beeinflusst die Trance auch die Kommunikation mit anderen.

Wenn manche Menschen auch begabter oder anfälliger für die Herbeiführung einer Trance sein mögen, etwa Schamanen, so handelt es sich doch um ein allgemeines menschliches Vermögen. Trance ist ein Medium, um multisenuelle Erfahrungen zu kommunizieren. Sie ist eine Möglichkeit des Individuums, durch unmittelbare Handlungen Atmosphäre zu schaffen, in der sich die alltägliche Ordnung auflöst und es dem leiblichen Selbst möglich wird, Bedeutungen des inneren Erlebens äußerlich zu machen und in anderen hervorzurufen. Trance ist der Katalysator, der sinnliche und kommunikative Grenzen aufhebt, aber dies selten zur Mitteilung subjektiver Botschaften, sondern um kulturelle Bedeutungen in jedem Einzelnen zu reanimieren. Wie Wiederholungen von Rhythmen, Bewegungen, Gebetsformeln usw. zur systematischen Erzeugung einer Trance dienen, dient die Trance vor allem der Repetition kultureller Inhalte.

---

[32] B. Leistle: Sinneswelten, v.a. Kap. 8.5-8.9.

Schilderung einer *chintā*
Sinnliche, symbolische und diskursive Interaktionen

Wenden wir uns nun einer *chintā* zu, einem schamanischen Heilritual der Sunuwar, das mindestens alle zwei Wochen einmal durchgeführt wird. Droht bei den Sunuwar das Unwohlsein einer Person chronisch zu werden, wird ein Schamane aufgesucht. Meist hat ein Haus seinen bevorzugten Schamanen, wie wir einen Hausarzt haben. Schon derjenige, der den Schamanen ruft, gibt ihm wichtige Informationen; diese verbindet der Schamane mit seinem Wissen über den Haushalt, und er fasst gleich ein paar dämonische Übeltäter ins Auge, die einen Teil der Seele des Kranken gestohlen haben könnten. Krankheit wird von den Sunuwar stets als Verlust interpretiert; und zwar einerseits als Verlust eines Teils der Seele, andererseits als Verlust des vom *mukdum* vorgezeichneten Weges, beides gleichbedeutend mit einer Behinderung der Kommunikation mit den Ahnen. Um welche Dämonen es sich handelt und bei welchen Ahnen Hilfe erbeten werden muss, ist an den Opfergaben abzulesen, deren Beschaffung der Schamane zur Vorbereitung der *chintā* in Auftrag gibt. Schon auf dem Nachhauseweg erzählt derjenige, der den Schamanen kontaktiert hat, vom anstehenden Ritual und den zu beschaffenden Opfergaben, wodurch andere informiert werden, ob sie das Ritual irgendwie berühren könnte. Schamanische Rituale sind eine öffentliche Angelegenheit – jeder, auch Fremde, können daran teilnehmen.

Eine *chintā* beginnt immer abends um acht Uhr und dauert bis Mitternacht. Um sieben Uhr erscheint der Schamane, kleidet sich ein und baut einen Altar mit Opfergaben auf. Bei beidem sind ihm die Anwesenden behilflich, die dabei Weiteres über das anstehende Ritual erfahren. Jede *chintā* läuft in genau neun Schritten ab. Zwischen diesen gibt es Pausen von ca. 15 Minuten, in denen geredet, gegessen und getrunken wird. An einer *chintā* nehmen stets 10 bis 20 Personen teil. In einem niedrigen Raum von etwa 4 × 6 m Grundfläche, der bei Beginn des Rituals geschlossen wird, ist die Luft durch den Rauch der Feuerstelle, das Abbrennen von Räucherwerk und die Ausdünstungen der Teilnehmer bald einmal zum Schneiden. Fast jede lautliche Äußerung geht in einem konstanten und immer lauter werdenden Gemurmel unter.

Der erste formelle Schritt der *chintā* ist eine Purifizierung des Raumes und der Ritualinstrumente mittels Versprengen von Wasser mit Wacholderzweigen. Nach einer ersten kleinen Pause, in der geplaudert und oft die Kompetenz des Schamanen und die Wirkung des Rituals mit Witzen und Anspielungen in Frage gestellt wird, folgt die Anrufung der Ahnen. In dieser Phase beginnt der Schamane zu tanzen, zu singen, zu trommeln und gerät zunehmend in Trance. Seine Gesänge sind Teile des *sālāk*. Alle 360 angerufenen Ahnenwesen inkarnieren sich im Körper des Schamanen, was dem Publikum durch unterschiedlich starkes Zittern und weitere gestische Signale sichtbar gemacht wird. In der folgenden Pause erzählt der Schamane, was er in Trance erlebt hat. Durch die Erzählung, welche Ahnengeister besonders widerwillig von ihm Besitz ergriffen haben, kann er eine Tendenz des weiteren Geschehens andeuten, etwa ob er ein Problem innerhalb der Familie oder eher mit den Schwiegerverwandten vermutet.

Der nun folgende dritte Akt scheint auch dazu da zu sein, allfällige Zweifel an der Kompetenz des Schamanen zu zerstreuen. Der Schamane besingt eine Reise und veranschaulicht sie mit Ruder-, Reit- und Flugbewegungen und der Nennung von Ortsnamen. Diese Reise kann ihn bis an den Ursprungsort *Shyamangadh* führen. Auf dieser Reise bekämpft er auch mittels Speer oder Sicheln Dämonen, die ihn behindern. Manchmal greift er auch in glühende Kohlen, um seine übernatürlichen Fähigkeiten in diesem Kampf zu beweisen. Dämonen und Ahnen sprechen in dieser Phase oft aus dem Mund des Schamanen. In den formellen Phasen äußert sich der Schamane permanent und ist permanent in Bewegung und zieht so durch seinen Körper die Aufmerksamkeit auf sich. Wenn er mit Sicheln, dem Speer oder dem Ritualdolch hantiert, übernehmen andere Ritualteilnehmer das Schlagen der Trommel. Nach diesem sehr eindrücklichen Teil der Séance, in dem man unwillkürlich ins sinnliche Spektakel einbezogen wird, sind alle Zweifel verflogen. Nicht nur wird empfunden, dass sich die Ahnen tatsächlich im Schamanen verkörpert haben, sondern dass man auch selbst an ihrer Gegenwart partizipiert.

Die Diskussionen zwischen dem Schamanen und den Teilnehmern und auch unter den Teilnehmern nehmen ab jetzt die Form einer Kommunikation mit oder auf Augenhöhe mit den Ahnen an. Man spricht höflich und respektvoll miteinander und diskutiert, was der Schamane berichtet hat, aber auch, was andere Teilnehmer sagen. Dies in Form von Fragen, Interpretationsvorschlägen und Erwägungen, und stets mit Bezug zum *mukdum* und erinnerbaren Präzedenzfällen. Kleine Kinder können an dieser Diskussion ebenso teilnehmen wie Dorfvorsteher oder Ethnographen. Der Schamane selbst übernimmt die Rolle eines unparteiischen Moderators, passiv bleibt meist nur der Patient.

Der nächste formelle Schritt ist wiederum die Schilderung einer Reise, bei der der Schamane die Dämonen aufsucht und in Erfahrung bringt, welche Opfer sie annehmen, damit sie die Seele des Kranken zurückgeben. Aufgrund der Gespräche in der vorangegangenen Pause weiß er natürlich schon wieder etwas genauer, welche Dämonen in Frage kommen. Von dieser Reise kommt der Schamane meist mit einer Auswahl von Vorschlägen zurück. In der folgenden Pause geht die Diskussion schon deutlicher in eine bestimmte Richtung. Es werden weniger Fragen gestellt, dafür Vorschläge gemacht. Es wird etwa diskutiert, ob ein Streit zwischen Schwiegermutter und Schwiegertochter Letztere krank gemacht habe, und dass gemäß *mukdum* die Brüder der Schwiegertochter das Recht haben, diese ins Elternhaus zurückzuholen, was dann die Unterstützung der Schwiegereltern insgesamt in Frage stellt, da diese dem jüngsten Sohn und auch seiner Frau obliegt.

Im nächsten formellen Schritt werden die Dämonen gezielt mit Opfern zufriedengestellt, und der Schamane befreit den Patienten oft noch zusätzlich von der Verbindung mit ihnen, indem er das Übel, das sie bei ihrer Begegnung im Körper des Kranken zurückgelassen haben, symbolisch auf ein Huhn überträgt oder es ihm aus dem Körper saugt. In der Pause nach Opfer und Exorzismus passiert nicht viel. Das Böse ist gebannt, und auch die Auswahl der diesseitigen Gründe für die Krankheit ist eingeschränkt. Die nächste formelle Phase schließt nun einen Teil der informellen Diskussionen in den Pausen ein, zudem bezieht sie auch all jene Teilnehmer ein, die bis dahin noch nichts gesagt haben. Der Schamane erkundigt sich bei den Dämonen und den Ahnen, ob sie mit den Opfern und der Durchführung des Rituals zufrieden sind. Ihr Wohlwollen bekunden die Ahnen damit, dass sie allen Teilnehmern die Beantwortung ihrer Fragen gewähren.

Der Reihe nach stellen die Teilnehmer Fragen und erhalten die Antwort der Ahnen aus dem Mund des Schamanen. Meist sind die Fragen jener, die sich in den behandelten Fall verwickelt fühlen, Vorschläge für ihr eigenes künftiges Verhalten und werden in rhetorischer Form gestellt. Der Schamane begnügt sich mit der Beurteilung der Vorschläge, indem er ein gutes oder schlechtes Ereignis prophezeit. In vielen Fällen ist am Ende der Runde für jeden in etwa klar, was und wer hinter der Krankheit des Patienten steckt, und wer mit welcher Verhaltensänderung zur Beseitigung der Ursachen beitragen könnte. Manchmal gibt es aber auch keinen solchen Konsens, was nicht selten zur Wiederholung des Rituals führt.

Beim nächsten formellen Schritt der Séance unternimmt der Schamane nochmals eine Jenseitsreise zur endgültigen Bannung der bösen Mächte. Dies ist wiederum sehr spektakulär und unterstreicht die Bedeutung der Prophezeiungen. In der folgenden Pause wird fast nichts gesprochen, alle sind jetzt müde, ein Zeichen dafür, dass sich ihre Seelen im Laufe des Rituals etwas von ihrem Körper gelöst haben, wie in Träumen oder wenn auch sie krank gewesen wären. Der nächste Akt schließt darum nicht nur die Separation von den übernatürlichen Wesen ein, sondern die Seele jedes einzelnen Teilnehmers wird vom Schamanen symbolisch eingefangen und in ein Gefäß mit Wasser gegeben, das anschließend vom entsprechenden Teilnehmer ausgetrunken wird. Nun sind wieder alle psychisch komplett.

Mit der Verabschiedung der Ahnen und Verdankung ihrer Hilfe endet das Ritual. Wieder benutzt der Schamane Teile aus dem *sālāk*. Nachdem die Tore zur jenseitigen Welt symbolisch geschlossen wurden, wird die Haustür aufgesperrt und es strömt kalte Luft in den Raum. Eine Wohltat. Man fühlt sich wie neu geboren. Nachdem die Trommel und der Gesang des Schamanen verstummt sind, wird die Ruhe fast greifbar. Es wird kaum mehr gesprochen. Alle machen sich unaufgefordert ans Aufräumen des Raumes, bevor sie sich durch die Dunkelheit auf den Heimweg begeben. Innerlich und äußerlich ist die ursprüngliche Ordnung wiederhergestellt.

Existenzielle, identitätsstiftende, heilende und rechtliche Funktionen des Rituals

Als ich vor zwei Jahren mit einem jungen, schon EDV-erfahrenen Schamanen in Kathmandu zusammensaß und am Laptop Bilder anschaute, stürzte auf einmal das System ab. Nichts ging mehr. Wie üblich startete ich die Maschine neu. Noch bevor das System wieder hochgefahren war, sagte der Schamane, genau das machen wir auch in unseren *chintās*. Also nicht Lösung eines speziellen Problems, sondern eine allgemeine Lösung, Heilung für alle, von Grund auf. Eine alte Schamanin verglich eine *chintā* mit dem Aufräumen der Küche nach dem Kochen. Ich schenkte ihr letztes Jahr das Bilderbuch *Kunst aufräumen* von Ursus Wehrli,[33] in dem der Autor berühmte Gemälde nach Farben und Formen sortiert und uns auf diese Weise eine neue und ursprünglicher erscheinende Ordnung in diesen Bildern präsentiert. Das Buch avancierte wohl nicht zufällig zum Lieblingswerk der alten Dame.

In seiner zu sehr an der Phänomenologie ausgerichteten Perspektive kommt Leistle – anders als etwa Frits Staal mit seiner berühmten These der Bedeutungslosigkeit von Ritualen meinte[34] – zum Schluss, dass das Ritual durchaus eine Funktion habe, nämlich eine existenzielle, die es dem Menschen auch ermögliche, sich als kulturelles Wesen zu erfahren.[35] Für das eben geschilderte Ritual muss man sich aber sicher nicht mit dieser einen Funktion bzw. dieser Funktion, verstanden als Identifikation des Menschen als Kulturwesen, begnügen. Sobald in einer an Bourdieu angelehnten Perspektive neben den sinnlichen Dimensionen auch die symbolischen Strukturen, vor allem das *mukdum* und die Ahnen, die im Ritual erfahren werden, berücksichtigt werden, erkennt man auch eine sozialintegrative und spezifisch identitätsstiftende Funktion des Rituals. Das Ritual erlaubt jedem Sunuwar die Identifikation als Sunuwar, als Mensch, der ein Sunuwar ist, als Subjekt und Objekt der Sunuwar-Kultur. Weil sich der rituelle Prozess in erster Linie auf der Ebene des Leibes abspielt, dürfte das Ritual nicht nur psychisch, sondern auch physisch heilend wirken, also auch in diesem Sinn eine Funktion jenseits des rituellen Rahmens haben.

Die genannten Funktionen betreffen alle die grundlegende sinnliche und symbolische Kommunikationsebene des Rituals. Wie wir gesehen haben, hat das Ritual aber auch noch eine zweite Kommunikationsebene,

---

[33] Ursus Wehrli: Kunst aufräumen (Zürich 2002).
[34] Frits Staal: The meaninglessness of ritual, in: Numen 26/1 (1979) 2-22.
[35] B. Leistle: Ritual as Sensory Communication, 69.

auf der Probleme und ihre Ursachen thematisiert und diskutiert werden. Diese oft ausgeblendete Kommunikation, die schon im Vorfeld des Rituals beginnt und sich vor allem in den Pausen des Rituals abspielt, entspricht bis auf Kleinigkeiten dem bei uns gegenwärtig immer populärer werdenden rechtlichen Verfahren der Mediation.[36] Der wichtigste Unterschied besteht wohl darin, dass die Rahmenbedingungen nicht oder nur in selektiver Weise bewusst gemacht werden. Diese Manipulation oder Virtualisierung der Alltagswirklichkeit geht nicht ohne die grundlegende Kommunikationsebene, die wir als Rahmen im Sinne von Gregory Bateson und Erving Goffman betrachten können.[37] Jane Atkinson hat analoge Kommunikationsebenen im schamanischen Ritual der Wana auf Sulawesi gefunden und zu Recht betont, dass sich diese Ebenen nicht auseinanderdividieren lassen.[38]

Die zweite Ebene ermöglicht in einer kleinen Gemeinschaft, in der alltägliche Hierarchien und zwischenmenschliche Nähe keine freie Rede zulassen, die gemeinsame, diskursive Lösung von Problemen; und dies nicht jenseits, sondern im Rahmen der Normen. Auch in dieser Hinsicht haben wir es mit einem rechtlichen Verfahren zu tun. Wir können also schließen, dass das Ritual auch eine im engeren Sinne rechtliche Funktion hat. Mediation im rituellen Rahmen ist rechtsethnologisch gesehen keine Besonderheit,[39] wurde aber erst selten im Rahmen schamanischer Rituale untersucht.[40]

Vielleicht genügt zur weiteren Untermauerung der These einer rechtlichen Funktion dieser Rituale schon, dass künftige Untersuchungen neben dem strukturellen sozialen Kontext auch die konkrete Vorgeschichte jedes

---

36 Vgl. z.B. Thomas Trenczek: Der Mediationsleitfaden, in: Zeitschrift für Konfliktmanagement 6 (2005) 193-196.
37 Gregory Bateson: Eine Theorie des Spiels und der Phantasie, in: ders.: Ökologie des Geistes (Frankfurt a.M. 1981 [engl. Orig.-Ausg. 1955]) 241-261; Erving Goffman: Rahmen-Analyse (Frankfurt a.M. 1977 [engl. Orig.-Ausg. 1974]).
38 Jane Monnig Atkinson: The Art and Politics of Wana Shamanship (Berkeley 1989) xii.
39 Vgl. z.B. James Donovan: Legal Anthropology (New York, Toronto 2008) v.a. Kap. 14; Oscar Chase: Law, Culture, and Ritual (New York, London 2005).
40 Vgl. z.B. Audrey Butt-Colson: The shaman's legal role among the Akawaio, in: Revista do Museo Paulista N.S. 16 (1965/66) 151-186; Alfred Métraux: Religions et magies indiennes d'Amérique du Sud (Paris 1967); Nicholas Saunders: The social context of shamanism, in: Anales de Antropologia 20/2 (1983) 111-128.

Rituals berücksichtigen, vor allem aber auch, was in den Pausen des Rituals geschieht bzw. in den Phasen des Rituals, die uns als 'bloße' Pausen erscheinen. Sie nicht zu beachten, hieße einmal mehr, soziales Handeln in einer objektivistischen Perspektive aus seinen idealisierten Voraussetzungen und Zielen zu erklären, damit aber nur die illusionäre Perspektive der handelnden Akteure zu reproduzieren und zu übersehen, dass im Ritual durch eine besondere Art der Einverleibung idealer Normen gerade jenes Mehr an Sinn systematisch verkannt wird, dessen Erfassung Ziel einer Theorie der Praxis ist.

Religion und Erotik. Von der Lust und Last des Körpers[1]

J. JÜRGEN SEIDEL

Ein wildes, doch unzertrennliches Paar – so hat Kurt Marti das Verhältnis von Religion und Erotik bezeichnet.[2] Keine hält es ohne die andere aus. Erotik ohne Religion magert ab zum Skelett. Religion ohne Erotik verdorrt. Beiden kann eine Wildheit eigen sein, die bis zur Ekstase ausufern will. Nichts schenkt so tiefe Lust wie Erotik – und gepaart mit Religion rührt sie an die Grenzen des Ewigen, zumindest in den Momenten erfüllter Sehnsucht. Alle Lust, so Nietzsche, will tiefe, tiefe Ewigkeit.[3] Im Film *Titanic* des Regisseurs James Cameron (1997) kommt das sehr schön zum Ausdruck: Jack verzichtet auf sein Überleben, überlässt Rose den Platz auf der Schiffsplanke und erfriert. Eine Liebe bis zum Tod, in der Hoffnung auf ein Wieder-vereint-Werden?

Religion und Erotik scheinen nicht weit auseinander zu liegen. Im Jahr 2007 wurde auf dem Evangelischen Kirchentag in Köln ein erotischer Gottesdienst angesetzt, zu dem von 1000 Menschen, die daran teilnehmen wollten, schließlich 400 Einlass erhielten. Der Pfarrer ermunterte die Anwesenden: Lobt Gott mit euren Körpern, mit eurer Lust und Zärtlich-

---

[1] Eine gekürzte Fassung des vorliegenden Aufsatzes erschien unter dem Titel «Augustins Schatten im Schlafzimmer» in: Magazin. Die Zeitschrift der Universität Zürich, Jg. 21, Nr. 1 (Februar 2012) 44-45.
[2] Kurt Marti: Ruhe und Ordnung. Aufzeichnungen und Abschweifungen 1980-1983 (Darmstadt, Neuwied 1984) 65.
[3] Friedrich Nietzsche: Also sprach Zarathustra, in: Werke in zwei Bänden, I (München, Wien 1981) 705.

keit.⁴ Beten und Lieben seien wie zwei Schwestern.⁵ Zum Gottesdienst gehörten erotische Tanzeinlagen und gegenseitige Kopfmassagen.

Demgegenüber verweisen Kirchenkritiker gerne auf die Leibfeindlichkeit der christlichen Religion, die sich in ihrer Geschichte vorwiegend nach dem Jenseits ausgerichtet hat. Die Kirchenväter Tertullian (um 150-230) und vor allem Augustinus (354-430) gingen so weit zu sagen, dass sinnliche Lust einem sündigen Begehren entspringe. Zu christlicher Lebensführung gehöre die Unterdrückung solcher Bedürfnisse. Augustinus erlaubte den ehelichen Beischlaf lediglich zwecks Zeugung von Nachkommen. In der Folgezeit war die Kirche von einer «asketischen Sexualfeindschaft» bestimmt zugunsten einer vergeistigten Lebensweise.⁶ Im Christentum diente dafür der Zölibat als äußeres Kennzeichen. Frauen nahmen als Zeichen ihres gottgeweihten Lebens «den Schleier» und verpflichteten sich zur Ehelosigkeit im Kloster.⁷ Hermann Hesse hat dem Zölibatären in *Narziß und Goldmund* (1930) kritisch ein literarisches Denkmal gesetzt, indem er Narziß sagen lässt: «Wir Denker suchen uns Gott zu nähern, indem wir die Welt von ihm abziehen.»⁸

Freilich hatte diese Haltung ihre Tradition bereits in den alten Kulturen. Schon Platon hatte den Körper nur noch als Grabmal der Seele bezeichnet, der die Seele wie ein Gefängnis umschlossen hält.⁹ Das hellenistische Weltbild drückte der Erotik ein negatives Image auf und grenzte

---

4 http://www.focus.de/panorama/welt/kirchentag_aid_62891.html (2.11.2011).
5 http://bibel-wissen.de/pn62/index.php?name=News&file=article&sid=145 (16.11.2011).
6 Andreas Gestrich: Ehe, Familie, Kinder im Pietismus. Der «gezähmte Teufel», in: Martin Brecht et al.: Geschichte des Pietismus, IV: Glaubenswelt und Lebenswelten (Göttingen 2004) 498.
7 Das Zweite Laterankonzil (1139) hat frühere römische Ordnungen aufgenommen, bestätigt und festgelegt, dass dem kirchlichen Dienst geweihte Männer ab Subdiakonat ehelos leben müssen bzw. sich von ihren Frauen, «mit denen sie sich zu kopulieren wagten», trennen.
8 Hermann Hesse: Narziß und Goldmund (Berlin, Weimar 1972) 310.
9 Platon: Kratylos 400b-c. Im *Phaidon* lässt Platon den Sokrates sagen, dass die Seele, so lange sie noch mit diesem Übel (dem Leib) vermengt ist, die Wahrheit nie recht erlangen kann. Neben der Notwendigkeit der Ernährung und bei den verschiedenerlei Krankheiten erfüllt uns der Leib «mit Liebesverlangen, mit Begierden, mit Furcht, mit allerlei Illusionen und mit mancherlei Torheit». (Platon: Phaidon 66b). Allerdings geht es Platon keineswegs um eine moralische Abwertung des Liebesverlangens (Lust), sondern

damit das Allzu-Menschliche aus dem Gottesbild aus, das sich seinerseits der Erotik bemächtigte. Die Seele wollte hinaufsteigen ins Reich der Ideen und musste sich dazu aus den Klauen des Eros befreien. Dabei ist gerade der Eros der Idee des Schönen – und speziell des schönen Körpers – verhaftet, die letzte Glückseligkeit bringen würde, wenn nicht dessen Kehrseite so verhängnisvoll wäre: Der Körper, an dem sich das Glück realisieren könnte, wird fehlgeleitet durch die Begierde, sich dem Vergänglichen hinzugeben. Der Körper wird dadurch zur Last, deren man sich schnellstens durch die Religion entledigt, um engelgleich dem Höchsten zu dienen. Der abgeschmackte Eros dient fortan nur noch der Fortpflanzung des Menschengeschlechts.

In später Folge dieser Interpretation wurde in das Christentum eine moralische Abwertung des Körperlich-Sinnlichen hineingetragen. Paradebeispiel dafür ist der Regensburger Mystiker Johann Georg Gichtel (1638-1710), der der Sexualität jeglichen Wert aberkannte und in Anlehnung an das Gedankengut von Paracelsus (Theophrastus von Hohenheim, 1493-1541) und Jakob Böhme (1575-1624) den kabbalistischen Mythos von der Androgynität des Menschen vertrat. Um zu diesem geschlechtslosen Urzustand zurückzukehren, sei die «fleischliche Liebe» des «thierischen» Menschen vollständig abzulehnen und «eine Keuschheit ohne jegliche Befleckung» anzustreben.[10] Gichtels Anhänger bezeichneten sich als «Engelsgeschwister», weil sie – wie die Engel im Himmel – weder heiraten noch sich heiraten lassen durften.[11] In den lokalen Hausgemeinschaften der Gichtelianer galt beispielsweise die strikte Regel, das vertrauliche Du zu unterlassen.[12] Korrespondenz wurde möglichst nur

---

darum zu zeigen, dass die Lust nicht höchstes Prinzip sein kann in Fragen der Ethik und des sozialen Lebens.

10 Johann Georg Graber, Johann Georg Gichtel: Eine kurze Eröffnung und Anweisung der dreyen Principien und Welten im Menschen […] im Jahr Christi 1696. Zum Druck befördert im Jahre 1723. Dem Verf. liegen mehrere Auflagen vor (1736, 1779, sowie eine in Männedorf/Zürich gedruckte Auflage ohne Jahrzahl, um 1910).

11 Mt 22,30.

12 Die üblichen Anreden untereinander waren Herr und Fräulein, verheiratete Frauen wurden als Frau angesprochen. In der Korrespondenz waren die üblichen Anreden beispielsweise: Lieber Bruder Herr C. (Briefe des Herrn Ernst Hollmann an Herrn Wilhelm Conrad aus den Jahren 1907 bis 1911, 19 [Masch.-Schr.], in: Privatarchiv J. Jürgen Seidel [AR.JJS], VFB1-Br03a*); Werte Schwester Frl. F. (Johannes Staufer: Briefe, o.O., o.J.,

mit Angehörigen des gleichen Geschlechts geführt. Als ein Mitglied aus diesem Kreis sich mit einer Frau verheiratete, kommentierte ein Engelsbruder diese Entscheidung: «So verkauft er also seinen Himmel und seine Himmelsbraut und das Blühen des Paradieses für einen Gestank voller Würmer, woraus ihm die Hölle blühen wird.»[13] Erklärend ist dazu zu sagen, dass in der entsprechenden Grafik einer Gichtelschrift der Unterleib abwertend als Bereich der Würmer dargestellt ist.[14] (Abb. 1)

Wie verhängnisvoll und belastend sich diese Denkweise für das Christentum auswirkte, hat der Pfarrerssohn Friedrich Nietzsche entsprechend interpretiert: Das Christentum gab dem Eros Gift zu trinken.[15]

Fragen wir also nach dem Quellort des Christentums, der Bibel, im Blick auf unser Thema. Die beiden sogenannten Schöpfungsberichte in der Genesis gehen selbstverständlich vom Unterschied der Geschlechter aus. Die schöpfungsmäßig angelegte Geschlechtsverschiedenheit berechtigt daher nicht zu einer Diffamierung des Geschlechtlichen.[16] Mann und Frau empfangen gemeinsam und als Paar den Segen. Das Bild von der Rippe des Mannes, aus der Eva genommen ist, verdeutlicht die konstitutive Zusammengehörigkeit in einem Ich-Du-Verhältnis. Mann und Frau stehen in je gleicher Verbindung zum Schöpfer. Beide sind aufeinander angewiesen in einer Polarität. Miteinander erhalten sie den Auftrag, die Erde und das Leben auf ihr zu gestalten. Hier zeigt sich das «Urbild der Mitmenschlichkeit».[17] Wenn dann allerdings in dem alten archetypischen Bild vom Sündenfall zur Frau gesagt wird: Er, der Mann, soll dein Herr sein aufgrund deines Verlangens, dann ist zu beachten, dass das ein Kennzeichen der nunmehrigen Un-Ordnung ist als Folge des Vergehens gegen Gottes Lebensgebot und Willen. Während bis dahin die Gemeinsamkeit,

---

27); Wertgeschätzte Schwester in Christo, Frau M. (ebd., 312); Liebteurer Bruder in Christo Herr W. (ebd., 507).

[13] Brief Adolph Bon an J. J. Frei in Wila (Schweiz). 22. September 1854 (AR.JJS, VFB-Br1, 200-212, z. St. 209).

[14] J. G. Graber, J. G. Gichtel: Eine kurze Eröffnung und Anweisung der dreyen Principien, Vorsatzblatt.

[15] Friedrich Nietzsche: Jenseits von Gut und Böse, Spruch 167, in: Werke in zwei Bänden, I (München, Wien 1981) 73.

[16] Helmut Thielicke: Theologische Ethik, III (Tübingen 1968) 509.

[17] Ebd., 508.

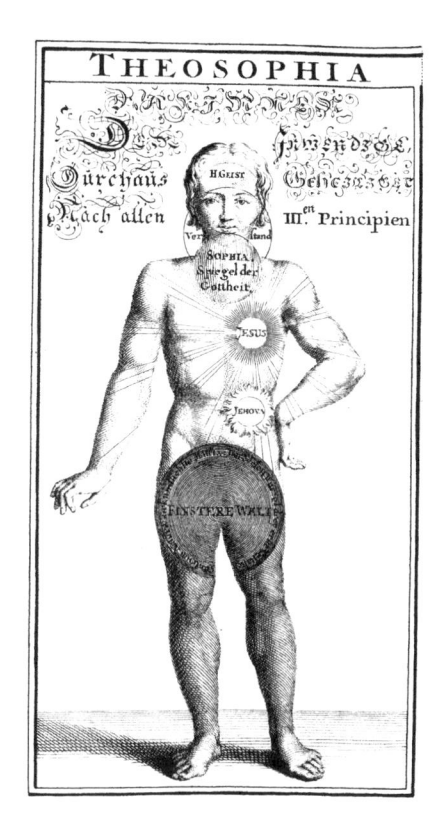

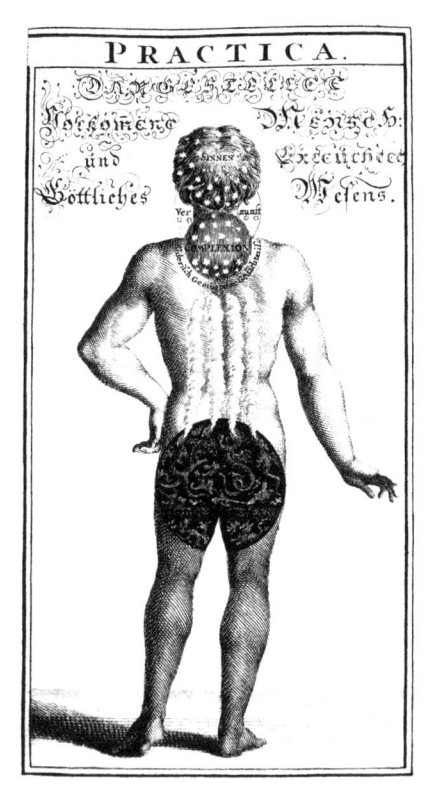

Abb. 1 Grafik aus J. G. Graber, J. G. Gichtel: Eine kurze Eröffnung und Anweisung der dreyen Principien und Welten im Menschen (1696, siehe Fn. 10). Die Erklärung dazu liefert Gichtel in seiner *Theosophia practica*: «Wir sind ein dreyfacher Mensch, haben auch einen dreyfachen Geist und Trieb in uns, dazu dreyfache Augen gehören solchen zu forschen, ob er aus GOtt oder dem Teufel, oder eignem Astro ist.»* Gichtel spricht vom körperlichen («thierischen»), mental-siderischen (astralischen) und vom geistigen (innerlichen) Menschen, wobei der «thierische» Mensch den irdischen Begierden unterworfen ist. Entsprechend gehört sein Unterleib zur finsteren Welt und ist von Schlangen, Skorpionen und höllischen Tieren erfüllt.

---

* Johann Georg Gichtel: Theosophia Practica, III (Leiden 1723) 2067.

das Miteinander vorherrschte, hat nun das Widereinander der Geschlechter eingesetzt. Umso stärker sind nun beide wechselseitig aufeinander angewiesen, bis in den biologisch-somatischen Bereich hinein. Mann und Frau entdecken ihre Nacktheit. Auf den Umgang mit der Sexualität legt sich ein Schatten, ohne dass damit die Erotik selbst disqualifiziert wäre. Sie bleibt trotzdem Schöpfungsgabe. Auch die Verfremdung des Eros durch späteres sexuelles Fehlverhalten von Menschen wie im Inzest und im geschlechtlichen Umgang mit Tieren kann dem Eros seine Würde als Gottesgeschenk nicht rauben.

Das Hohelied Salomos in der Hebräischen Bibel ist ein Liebesepos par excellence, in dem ohne falsche Scham die Nähe zum anderen zum Ausdruck kommt: «Er küsse mich mit dem Kusse seines Mundes. Deine Liebe ist lieblicher als Wein.»[18] Der Eros ist ein Geschenk Gottes. Helmut Thielicke kann in seiner *Theologischen Ethik* sogar sagen: Die Geschlechtsbeziehung ist nicht eine Unterabteilung innerhalb der Rubrik Mitmenschlichkeit, «sondern sie ist deren Repräsentanz und Urbild».[19] Selbst Flitterwochen sind im Alten Testament sozial und religiös akzeptiert: «Wenn jemand vor kurzem erst ein Weib genommen hat, so muss er nicht mit in den Krieg ziehen, und man soll ihm nichts auflegen; er soll ein Jahr lang für sein Haus frei sein, dass er mit seinem Weibe fröhlich sei, das er genommen hat.»[20]

In der Mystik wurde das Hohelied als Allegorie für das Verhältnis des Bräutigams Christus zu seiner Braut, der Gemeinde, gedeutet. Der schwedische Schuster und Mystiker Hjalmar Ekström (1882-1962) hat in dieses Liebesepos den «Werdegang einer Seele bis zur (mystischen) Vermählung mit Christus», der häufig als himmlische Sophia betrachtet wurde, hineininterpretiert. «Küsse», so Ekström, «bezeichnen ja eine Vereinigung, welche danach trachtet, sich für den anderen zu opfern. Die Liebe der Braut (Gemeinde) begehrt in dem Küssen ihr ganzes Sein für den Bräutigam (Christus) zu opfern, in ihm zunichte zu werden.»[21] Ähnlich war die Mystikerin Madame Guyon (1648-1717) bestrebt, «in diesem Leibesleben

---

18 Hld 1,2.
19 H. Thielicke: Theologische Ethik, III 509.
20 Dtn 24,5.
21 Hjalmar Ekström: Das Hohelied Salomos. Der Werdegang einer Seele bis zur Vermählung mit Christus (ohne Ort 1983) 2-3.

in Gemeinschaft mit Ihm [Gott] zu kommen, [...] nicht anders als durch eine brünstige Liebe und ein fleißiges Nahebleiben.»[22] Sie glaubte, «dass es schon in diesem Leben einen Stand gibt, da man mehr mit Gott vereinigt sein kann. Sie wünsche befreit zu werden aus dem Kerker dieses Leibes.»[23]

Zahlreiche Beispiele für die geistige Hingabe an Christus als dessen Bräute finden sich vor allem seit dem 19. Jahrhundert im evangelischen Bereich – eine Hingabe im Dienste der Behebung sozialer und geistlicher Notlagen. Zu erinnern ist an die Reformerin der Krankenpflege und des Sanitätswesens in Großbritannien und Britisch-Indien, Florence Nightingale (1820-1910)[24] und an die Diakonisse Eva von Tiele-Winckler (1866-1930), Gründerin des Diakonissenwerkes Friedenshort in Miechowitz/Oberschlesien.[25] Diese und andere Sozialreformerinnen ihrer Generation sahen in ihrer Jungfräulichkeit keine Ablehnung der Sexualität als widergöttliche Kraft, sondern eine Möglichkeit für verstärktes Engagement im Dienst an ihren Mitmenschen.

Deutlich davon zu unterscheiden ist ein Ledigbleiben wegen verschmähter Liebe, wie sie auf einem Bildteppich im ausgehenden Mittelalter zum Ausdruck kommt. Ein junger Mann hofft auf die Zuwendung einer Schönen, die ihn schnippisch ablehnt, so dass er aus Enttäuschung eine Pilgerreise unternimmt:

[Der Pilger:] ellend bin ich den das erbarmt der troest mich
[Die Schöne:] der welt best ist w[u]nderlich darum treiest dich din gelich[26]

---

[22] Jeanne Marie Bouvier de la Motte Guyon: Die heilige Liebe Gottes und die unheilige Naturliebe (Aarburg o. J.) 160-161.
[23] Ebd., 162.
[24] Mark Bostrige: Florence Nightingale (London 2009).
[25] Literarische Gestaltung durch Margot Witte: Das große Wagnis. Erinnerungen an Eva von Tiele Winckler (Berlin 1957); Walter Thieme: Mutter Eva, die Lobsängerin der Gnaden Gottes. Leben und Werk von Schwester Eva von Tiele-Winckler (Bad Wildbad 2007).
[26] Die alten Bildteppiche im Historischen Museum Basel, in: Schriften des Historischen Museums Basel, IX (Basel 1985) 32-33.
[Der Pilger:] Einsam bin ich, / den das erbarmt, der tröste mich.
[Die Schöne:] Der Welten Lauf ist wunderlich, / darum tröste Deinesgleichen Dich.
Für die Übertragung danke ich Frau Dr. Margret Ribbert, Basel.

Ganz im Gegensatz dazu lässt sich auch ein Beispiel für die Vereinigung mit der himmlischen Sophia (Christus) allerdings auf der Ebene körperlicher Nähe im frommen – radikalpietistischen – Umfeld aufzeigen. 1705 erregten in Laasphe im kleinen Fürstentum Sayn-Wittgenstein (Hohenstein) die Nachrichten um die sogenannte «Buttlarsche Rotte» und der damit verbundene Gerichtsprozess weit herum die Gemüter.[27] Einer Sozietät um Eva von Buttlar (1670-1721) wurde vorgeworfen, dass sie die «fleischliche Vereinigung [untereinander] als etwas heiliges» betrachte. Der Beischlaf mit ihrer «Mutter Eva» reinige die Anhänger von der Erbsünde. Im Nachhinein wurde allerdings das Material in den Gerichtsakten mehrmals überprüft und festgestellt, dass Zeugenaussagen «lästerlich verdrehet und verkehret ausgeleget»[28] wurden. Wahrheit und Legende liegen in dieser Sache nahe beieinander. Es kann heute lediglich gesagt werden, dass Eva und ihr Partner ihre sexuelle Beziehung als eine himmlische Verbindung angesehen haben in Entsprechung zu Adam und Eva und im Sinne der mystischen Sophienlehre.[29]

Zurück zur Heiligen Schrift: Leben und Botschaft Jesu von Nazareth allein sind schon ein Zeichen gegen Körperfeindschaft. Der Evangelist Johannes schreibt in seinem Prolog: Das Wort wurde Fleisch. Oder freier übersetzt: Das Wort, der Logos, der Geist wurde zu einem Menschen, Jesus, von Fleisch und Blut.[30] Jesus selbst hat zeit seiner Wirksamkeit eine Agape, eine Fürsorge und Nächstenliebe, gelebt, die auch den nicht liebens'werten' Menschen einschließt und kein 'lebensunwertes' Leben kennt. Damit wird die Begierde nach dem Schönen schlechthin richtiggestellt in dem Dasein Jesu für den Mitmenschen und seiner liebevollen Zuwendung zu ihm.

---

27 Vgl. Willi Temme: Krise der Leiblichkeit. Die Sozietät der Mutter Eva (Buttlarsche Rotte) und der radikale Pietismus um 1700 (Göttingen 1998); kritisch zu den Vorgängen: Thomas Hoeren: Pietismus vor Gericht – Der Prozess gegen die Buttlarsche Rotte (1705), in: Jahrbuch für Westfälische Kirchengeschichte 89 (1995) 27-46.
28 So die Defensio des Anwaltes vom Wetzlarer Reichskammergericht, Dr. Vergenius, zit. in: Th. Hoeren, Pietismus vor Gericht, 43.
29 Vgl. dazu Hans Schneider: Der radikale Pietismus im 18. Jahrhundert, in: Martin Brecht, Klaus Deppermann (Hg.): Geschichte des Pietismus, II: Der Pietismus im achtzehnten Jahrhundert (Göttingen 1995) 107-197, z. St.133-135.
30 Joh 1,14.

Dem Apostel Paulus wird gerne eine Körperfeindlichkeit zugeschrieben, weil er im Blick auf sexuelle Praktiken den Anschauungen seiner Zeit verhaftet blieb. So zählte er Homosexualität zum Lasterkatalog und erlaubte nur sexuelle Beziehungen unter Verheirateten.[31] Aber gerade er war es, der seinem Schüler Timotheus riet: «Denn alles, was Gott geschaffen hat, ist gut, und nichts ist verwerflich, wenn es mit Dank genossen wird.»[32] Auch ist zu sagen, dass Paulus in endzeitlicher Sicht Liebe insgesamt als Agape gedeutet hat und die sexuelle (eheliche) Beziehung von Mann und Frau im Sinne gegenseitiger ganzer Hingabe darin einschloss.

Allzu oft wurde die Agape gegen den Eros als Erlebnis des Schönen ausgespielt. Im christlichen Horizont zeigt sich jedoch: Sie bleiben einander zugeordnet, zusammen mit den beiden anderen Ausformungen des Eros, der Philia (Freundschaft) und dem Sexus (körperliche Vereinigung). Die christliche Religion lehnt die Normen und Werte der Eros-Ausformungen als eigenständige Qualitäten ab. Sie gehören alle miteinander, einschließlich der Sexualität, zur christlichen Lebenspraxis. Agape ist nicht mehr nur eine Liebe von Menschen untereinander, sondern eine Liebe, die im Gottessohn Jesus personifiziert geglaubt wird. Im Sinne Kierkegaards ist damit gemeint: Die Liebe von Mensch zu Mensch in allen ihren Ausformungen verläuft auf der Ebene Mensch-Gott-Mensch in dem Sinne, dass jemand durch einen anderen Menschen die Gottesliebe für sich entdeckt.[33] Der Unterschied zum klassischen griechischen Denken ist offensichtlich, in dem die Erotik nahezu dämonische Züge angenommen hatte. Wie hatte doch Sappho, die griechische Lyrikerin um 600 v. Chr. gedichtet: «Eros – so verführerisch süß, erschüttert, der Glieder lösende, erschüttert, jagt mich schon wieder.»[34]

Und auch Hesiod hatte bereits vor Platon Eros als den Allerschönsten unter den Unsterblichen geschildert, der allerdings allen Menschen und Göttern süß betäubend die Sinne und den Verstand verdreht.[35]

---

[31] Vgl. Röm 1,24-27; 1 Kor 5,1; 7,1-9.
[32] 1 Tim 4,4.
[33] Sören Kierkegaard: Der Liebe Tun, in: Gesammelte Werke, 19. Abteilung (Düsseldorf, Köln) 119.
[34] Vgl. Greek Lyric, I: «Sappho and Alcaeus», hg. und übers. von David A. Campell (Cambridge, Mass.; London 1982, Reprint 2002). Übertragung von J.J.S.
[35] Hesiod: Theogonie 120ff.

Noch einmal: Nach biblischer Anschauung lastet auf der Erotik kein schöpfungsmäßig angelegter Fluch; die Heilige Schrift erzählt vielmehr von der ganzheitlichen und liebenden Zuwendung des Schöpfers zu seinen Geschöpfen. Das ist ein wichtiges Erbe jüdisch-christlicher Kultur, das auch einer säkularen Gesellschaft ein ethisches Fundament zu geben vermag. Und doch konnte der Psychologe Tilmann Moser sagen, der Geist des Augustinus werfe einen Schatten bis in die Schlafzimmer moderner – auch protestantischer – Paare.[36] Und tatsächlich hat das römisch-katholische Lehramt bis in die jüngste Zeit hinein in Enzykliken und im Katechismus dem Eros letztlich nur in der Ehe Bedeutung zuerkannt und auf den Zweck der Zeugung von Nachkommen beschränkt, während alle anderen Formen sexuellen Erlebens dem Sündenregister verfallen. Papst Benedikt XVI. hat in seiner Enzyklika *Deus est caritas* die *Agape* (caritas) in das Zentrum seiner Ausführungen gestellt, ohne den Diskurs mit der säkularen Postmoderne im Blick auf den Eros in seiner ganzen Breite darin aufzunehmen. Nach wie vor ist der priesterliche Zölibat in der römisch-katholischen Tradition obligatorisch und gilt «als ausdrucksvolles Zeichen der völligen und ausschließlichen Hingabe an Christus, an die Kirche und an das Reich Gottes».[37]

Es ist so einfach gesagt: Religion und Eros aktualisieren sich im konkreten zwischenmenschlichen Medium. Doch das damit verbundene Spannungsverhältnis ist und bleibt nicht ohne weiteres aufzulösen. Es ist jedoch konstitutiv für den Lebensvollzug. Die Würde des Menschen ist für den Gläubigen gottgegeben und muss gleichzeitig ständig aktualisiert und realisiert werden. Der Eros beschert der Religion ihre Vitalität. Die Religion schenkt dem Eros ihre Tiefe, die letztlich in Gott gründet.

---

36 Kreuz und quer, Sendung des ORF, 10.6.2008, http://religion.orf.at/projekt03/tvradio/kreuz/kq080610_erotik_fr.htm.
37 Papst Benedikt XVI.: Nachsynodales Apostolisches Schreiben Sacramentum Caritatis, Pkt. 24 (22. Februar 2007).

Den eigenen Körper denken
Überlegungen zu Jean-Luc Nancy

JÜRG BERTHOLD

> Die Definition der Gesundheit [...] führt insgeheim den Begriff des *subjektiven Körpers* in die Definition eines Zustandes ein, den der medizinische Diskurs in der dritten Person beschreiben zu können glaubt.
>
> Georges Canguilhem

Das Verschwinden des Körpers

Wer kennt sie nicht, die Urszene der neuzeitlichen Philosophie? «Descartes», im Winterrock am Kamin sitzend, das Papier in den Händen haltend, auf das sich nach und nach der Gedankengang der Meditationen niederschlagen wird; «Descartes», der Zweifler auf der Suche nach einem unerschütterlichen Fundament allen Wissens; «Descartes», dessen Körper sich nach und nach, als Effekt seiner Methode, auflösen wird, bis nur die Selbstgewissheit des *cogito sum* bleibt; «Descartes», dessen Körper in der Folge zur *res extensa* wird, mit allen Folgeproblemen eines Dualismus, den man seither mit seinem Namen verbindet und den man auch dann als Sündenfall eben dieser neuzeitlichen Philosophie betrachtet, wenn man die Urszene nicht kennt?[1] «Descartes» steht aus zwei Gründen in Anführungszeichen: Zum einen setzten sich die philosophiehistorischen Narrationen, in denen sich die Szene als Urszene konstituiert, erst im

---

[1] René Descartes: Meditationes de prima philosophia. Meditationen über die Grundlagen der Philosophie. Lateinisch-Deutsch (Hamburg 1992) 33.

19. Jahrhundert gegen andere mögliche Darstellungen durch und sind also weniger Ausdruck der Sache selbst als ihrer Vergegenwärtigung zu einem bestimmten Zweck – etwa, wie im Fall von Antonio R. Damasios Buch *Descartes' Error*, zur Konstruktion eines fatalen Erbes.[2] Zum anderen ist das Ich, das jene Szene dominiert, selbstverständlich nicht identisch mit René Descartes (1596-1650), sondern Effekt vielschichtiger textlicher Inszenierungen. Diese bringen den Übergang zwischen dem Ich der Szenerie und dem universalen Ich des *cogito* hervor. Im Verlauf des Zweifelsgangs ist die Szenerie für einen Moment nicht bloß Bühne für den Auftritt dieser Figur, sondern erscheint selbst als mögliche Antwort auf die Frage, woran alles gezweifelt werden kann, wie es im Titel der ersten Meditation heißt. Der Text geht schnell weiter, um die Welt des Körperlichen nach einem weiteren Schritt mit dem sogenannten Traum-Argument zu verlassen. Erst in der fünften und sechsten Meditation wird er diese Welt unter dem Aspekt der Ausgedehntheit (*res extensa*) wieder zurückgewinnen. Was passiert an jenem ersten Übergang?

> Indessen – mögen uns auch die Sinne mit Bezug auf zu kleine und entfernte Gegenstände bisweilen täuschen, so gibt es doch am Ende sehr vieles andere, woran man gar nicht zweifeln kann, wenngleich es aus denselben Quellen geschöpft ist; so z.B. dass ich jetzt hier bin, dass ich, mit meinem Winterrock angetan, am Kamin sitze, dass ich dieses Papier mit den Händen betaste und ähnliches; vollends diese Hände selbst, dass überhaupt mein ganzer Körper da ist, wie könnte man mir das abstreiten?[3]

Geht es in der ersten Hälfte des Zitats noch darum, die Sinnestäuschung im Nahbereich als unplausibel erscheinen zu lassen und damit die Sinneswahrnehmungen der erodierenden Kraft des Zweifels zu entziehen, findet in der zweiten Hälfte ein Übergang zur körperlichen Selbstwahrnehmung, der Hände und des ganzen Körpers, statt. Für einen kurzen Moment («jetzt») blitzt damit der Versuch auf, die eigene Körperlichkeit –

---

[2] Antonio R. Damasio: Descartes' Error. Emotion, Reason, and the Human Brain (New York 1994). «*Natürlich* kann ich meinen Standpunkt [...] nicht darlegen, ohne auf Descartes einzugehen, diese Galionsfigur für zahlreiche Ideen über Körper, Gehirn und Geist, die auf die eine oder andere Weise noch heute ihren Einfluss auf die westliche Natur- und Geisteswissenschaft ausüben» zitiert nach der deutschen Ausgabe: Descartes' Irrtum (München ³1998) 328 (Hervorhebung J.B.).
[3] R. Descartes: Meditationen, 33.

im Gegensatz zur Körperlichkeit als solcher – in den Blick zu nehmen und zum Gegenstand philosophischer Reflexion zu machen. Es geht um *meinen* Körper und nicht um den Körper als solchen; es geht um die Selbstverständlichkeit seiner Anwesenheit ebenso wie um die Unmittelbarkeit seiner Wahrnehmung, die sich weder einem einzelnen Sinn noch dem Zusammenspiel aller Sinne verdankt.

Ein ähnlicher Moment lässt sich bei Heidegger ablesen, um eine zweite Belegstelle für die These anzuführen, dass die traditionelle Perspektive innerhalb der abendländischen Philosophie auf den generellen Körper (etwa im Unterschied zu Geist) oder Körperlichkeit (etwa im Unterschied zur Leiblichkeit) gerichtet ist, nicht aber auf den eigenen, individuellen Körper. Dieser scheint sich einem solchen Blick nachgerade zu entziehen. Die Paragraphen 19-21 von *Sein und Zeit* stellen eine pointierte Kritik an Descartes' Auslegung der Welt als *res extensa* dar. Paragraph 23 thematisiert dann die Räumlichkeit des In-der-Welt-Seins und streift dabei auch die «Verräumlichung des Daseins in seiner 'Leiblichkeit'».[4] Obwohl im Kontext von *Sein und Zeit* die Voraussetzungen gut wären, im Rahmen der Fundamentalanalyse des Daseins von der Jemeinigkeit des Daseins[5] auf die Jemeinigkeit des Körpers qua Leib zu kommen, unterbleibt diese Individualisierung und Radikalisierung der Verräumlichungsperspektive. Vielmehr konzentriert sich Heideggers Blick auf die Unterscheidung von «eigentlich» und «uneigentlich» und die Frage, wie das Dasein, das immer schon mit anderen ist, sich behaupten kann gegen die Mechanismen des Man.

Die beiden Belege sollen exemplarisch für die Tendenz stehen, dass sich die Geschichte der Philosophie schwer getan hat zu reflektieren, was es heißt, einen Körper zu haben, und zwar nicht unter einem generellen Blickwinkel, sondern mit Bezug auf das philosophierende Denken selbst.[6]

---

4 Martin Heidegger: Sein und Zeit (Tübingen [15]1979) 108.
5 «Zum existierenden Dasein gehört die Jemeinigkeit als Bedingung der Möglichkeit von Eigentlichkeit und Uneigentlichkeit.» Ebd., 53.
6 Es gibt selbstverständlich Ausnahmen zu dieser Tendenz; sie erscheinen unter diesem Gesichtspunkt umso bemerkenswerter. Zu nennen wären zum Beispiel Immanuel Kants Gedanken zur Gesundheit im *Streit der Fakultäten*, Friedrich Nietzsches Reflexionen zum eigenen Gesundheitszustand und zu einer möglichen Diätetik oder Paul Valérys «Theorie der Hand» (vgl. dazu Christina Vogels Beitrag in diesem Band, S. 135-145).

Ein Denken des eigenen Körpers, ein in diesem Sinne körperliches Denken, geht notwendigerweise mit dem Eingeständnis seiner eigenen Bedingtheit, Fragilität und Endlichkeit zusammen. Die Selbstgewissheit von Descartes' *Cogito* und das Heroische in Heideggers «Sein zum Tode» wurzeln bei aller Verschiedenheit in derselben Körperlosigkeit des philosophierenden Schreibens.

Im Folgenden werde ich versuchen, einige Schritte in eine andere Richtung zu machen. Dafür gehe ich mit Jean-Luc Nancys *L'Intrus* von einem Text aus, der auf radikale Weise die Körperlichkeit zum Thema und Medium des Philosophierens macht. Schon jetzt soll, gleichsam als Leitstern der folgenden Darstellung, ein Zitat von Georges Canguilhem den Überlegungen zu Nancy vorangestellt werden. Es zeigt auch gleich die letztliche Unmöglichkeit dieses Projektes an.

> Die Wahrheit meines Körpers, die ihm eigene Verfassung oder existentielle Authentizität, ist keine Idee, der der Darstellung zugänglich wäre – ebenso, wie es nach Malebranche keine Idee der Seele gibt. Allerdings gibt es eine Idee des Körpers im allgemeinen, sicherlich nicht als sichtbar und in Gott lesbar, wie Malebranche dachte, sondern als durch biologische und medizinische Kenntnisse dargelegt, die nach und nach bewahrheitet werden. Diese Gesundheit ohne Idee, zugleich anwesend und undurchsichtig, ist dennoch das, was für mich selbst und ebenso für den Arzt, insofern er mein Arzt ist, de facto und letztlich das unterstützt und für gültig erklärt, was die Idee des Körpers, d.h. das medizinische Wissen, an Kunstgriffen nahelegen kann, um sie zu untermauern. Mein Arzt ist derjenige, der sich gewöhnlicherweise damit abfindet, dass ich ihn von dem unterrichte, dass ich allein Grund habe, mit ihm zu besprechen, dasjenige nämlich, was mein Körper mir selbst durch Symptome mitteilt, deren Sinn für mich unklar ist […] Die Definition der Gesundheit […] führt insgeheim den Begriff des subjektiven Körpers in die Definition eines Zustandes ein, den der medizinische Diskurs in der dritten Person beschreiben zu können glaubt.[7]

An dieses Zitat werde ich am Schluss wieder anknüpfen, wenn es darum geht, dem Einsatz der folgenden Überlegung das richtige Gewicht zu verleihen.

---

[7] Georges Canguilhem: Die Gesundheit – Gemeinbegriff und philosophische Frage, in: Ders.: Gesundheit – eine Frage der Philosophie (Berlin 2004) 64-65. Das französische Original erschien 1988.

Der Eindringling

Der französische Philosoph Jean-Luc Nancy (Jg. 1940) musste sich ungefähr im Jahr 1990 einer Herztransplantation unterziehen. Ausgehend von dieser Erfahrung und im Hinblick auf diese Erfahrung verfasst er den Text *L'Intrus* (dt.: Der Eindringling), der 1999, also gut zehn Jahre nach dem Eingriff, zuerst in einer Zeitschrift, dann als eigenständige Publikation erscheint. Diese liegt mittlerweile mit zwei Post-Skripts versehen vor. Längst ist der vermutete Zeitpunkt des eigenen Todes mehrfach überschritten.[8] Dieser erstaunliche Text ist zunächst eine Krankheitsgeschichte: Erzählt wird, wie eine schwere Herzerkrankung eine Transplantation als einzige Möglichkeit zum Überleben lässt, wie diese dann die Einnahme von Immunsuppressiva notwendig macht (jener Medikamente, die zum Zeitpunkt der Operation gängig sind und die die Kontingenz der eigenen Krankheit an die kontingente Entwicklung der Geschichte der Medizin knüpften) und wie diese, wie etwa das immer wieder erwähnte Zyklosporin, alle möglichen Nebenwirkungen entfalten, von heftigen Schüttelkrämpfen bis hin zu einer schweren Krebserkrankung, einem Lymphom. Erzählt wird, wie auch dieses wiederum bekämpft wird mit allen Mitteln, die die Medizin aufzubieten hat: Bestrahlung, Chemotherapie, Stammzellentherapie – wiederum verbunden mit Nebenwirkungen aller Art (Verlust des Speichels, Schwächung der Muskeln und der Nieren, Nachlassen des Erinnerungsvermögens, Schleimhautentzündung usw.). Hinzu kommen die alltäglich gewordene Einnahme von Medikamenten, die Gänge ins Krankenhaus zu den Kontrolluntersuchungen, die die Tage strukturieren, die Überwachung der Nahrung und der ansteckenden Berührungen und Kontakte.

Diese komprimierte Darstellung erweckt allerdings einen falschen Eindruck: Die Erzählung der Krankheitsgeschichte ist zurückhaltend und

---

[8] Jean-Luc Nancy: L'Intrus. Nouvelle édition augmentée (Paris 2010). Eine zweisprachige Ausgabe, allerdings ohne die Post-scripta von April 2005 und Januar 2010, liegt im Merve-Verlag in einer Übersetzung von Alexander Garcia Düttmann (Berlin 2000) vor. Im Folgenden zitiere ich nach der zweisprachigen Ausgabe. Zur Datierung der Operation: Es gibt im Text nur ungefähre Angaben, die sich aus dem Zeitpunkt der Niederschrift zurückrechnen lassen. Ich danke Marco Baschera, der mich vor Jahren auf diesen Text hingewiesen hat.

diskret. *L'Intrus* ist nämlich nicht nur eine Krankheitsgeschichte, sondern eine autobiographisch-philosophische Reflexion. Dabei geht es nur ganz am Rande um psychologische oder ethische Fragen (etwa jene nach dem Verhältnis von Lebensdauer und Lebensqualität oder nach einer allfälligen Spendenpflicht oder den Kriterien der Organzuteilung). Der Text umkreist Fragen wie: Was heißt es, mit etwas Fremdem in einem zu leben? Wie verändert sich die Wahrnehmung dieses Fremden über die Jahre hinweg? Was heißt es, den eigenen Körper zu denken?

Während ich dieses schreibe, schreibe ich über einen fremden Körper, zwar über einen besonderen, singulären und nicht über den allgemeinen Körper, weder jenen der Medizin noch jenen der Philosophie, aber es ist nicht mein Körper. Dieser bleibt eigentümlich abwesend, verborgen. Ich sehe meine Hände auf der Tastatur vor mir, fühle eine leichte Verspannung vom langen Sitzen am Pult. Den Drang, etwas zu trinken, unterdrücke ich; ich nehme mir vor, noch diesen Absatz fertigzuschreiben. Bisweilen ein Jucken, ein Kratzen – das macht, bekanntlich, noch keine Philosophie. Immer wieder das Staunen über den abwesenden Körper, der einfach da ist. Und das meiste ist noch abwesender als abwesend, so als würde Abwesenheit Steigerungsformen kennen: das regelmäßig arbeitende Herz, überhaupt die inneren Organe, das Öffnen und Schließen der Venenklappen, das Feuern der Neuronen an den Synapsen, alles so unsichtbar «wie meine Fußsohle beim Laufen».[9] Wie anders vor einem Jahr, als ich einen Schulterbruch hatte! Ich vermochte unmöglich den Arm zu heben, um die Tastatur zu berühren. An Schreiben war nicht zu denken, und – obwohl das um so viel weniger war als das, von dem in *L'Intrus* die Rede ist, so dass ich mich schäme, es in einem Atemzug zu nennen – auch an Denken war nicht zu denken. Der Schmerz war, obwohl auszuhalten, ein schwarzes Loch; er absorbierte jegliche Konzentration. Kein Gedanke, der sich aus seiner Umklammerung zu lösen vermochte. Schmerz bringt den Körper, den eigenen Körper ins Blickfeld, immerhin. Hierin ist der Schmerz mit allen Formen von Lust und Genuss verwandt. Darüber hinaus fällt mir wenig mehr ein. Vielleicht gibt es aber auch nichts, was es zu verstehen gilt, kein Geheimnis, keine Tiefe, nichts, was das Banalste über-

---

[9] Jean-Luc Nancy: Der Eindringling. Das fremde Herz (Berlin 2000) 13.

stiege. Der eigene Körper: eine «mächtige stumme Selbstverständlichkeit», wie Nancy sagt.[10]

Der «Eindringling», das ist auf der offensichtlichsten Ebene von Nancys Text das fremde Herz, das im Zuge der Transplantationsoperation in den eigenen Organismus 'eingefügt' wird. Deshalb der Untertitel der deutschen Übersetzung. Die Operation ist nur scheinbar und im ersten Moment eine *restitutio ad integrum*; die einsetzende Abstoßung und die Serie der Folgeerscheinungen macht «die Fremdheit des verpflanzten Herzens, das der Organismus als Fremdkörper identifiziert und angreift» deutlich.[11] So treffend der auf diese Vorgänge verweisende Untertitel ist, so irreführend ist er in Bezug auf die komplexe Funktion, die das Konzept des Eindringens im ganzen Text hat. Es sind nämlich mindestens fünf weitere Bedeutungen auszumachen.

Zunächst bezeichnet «Intrus» das Fremde als solches: Wo immer der Andere als Fremder erscheint, kommt ihm ein Moment des Gewaltsamen, des Eindringens zu. Das Fremde, wird es wirklich als fremd erfahren und nicht sofort angeeignet, hört nicht auf, anzukommen und damit Eindringling zu sein. Nur eine falsch verstandene *political correctness*, so Nancy, gibt vor, dieses Problem umgehen zu können. Das Fremde ist das, was eindringt. Damit wird, zweitens, der Begriff des Eindringlings selbst zum Eindringling: Er dringt in die Diskurse über das Eigene und das Fremde ein und stört deren scheinbar reibungslose Ökonomie. Der Eindringling ist aber auch, drittens, Nancys eigenes Herz, das mit seinen Rhythmusstörungen und Aussetzern zum Fremdkörper wird:

> Ein Herz, das nur zur Hälfte schlägt, ist nur zur Hälfte ein Herz. Ich war nicht mehr in mir selber. Ich komme bereits von außerhalb, von einem anderen Ort, oder ich komme überhaupt nicht. Das Fremdartige offenbart sich 'im Herzen' des Vertrautesten – doch von Vertrautheit zu reden, reicht nicht aus: Fremdartiges offenbart sich im Herzen dessen, was sich nie als 'Herz' zu erkennen gegeben hat.[12]

Damit dringt, viertens, ein Fremder ganz anderer Art ein, ein «vielgestaltiger Fremdling», der Tod. Es ist nicht so, als dränge dieser Eindringling in ein Anderes, das intakte Leben, ein. Vielmehr ist das eine ohne das

---

10 Ebd., 15.
11 Ebd., 31.
12 Ebd., 17.

andere noch nicht einmal zu denken: Dieser Eindringling hat sich vom ersten Moment an eingenistet, weshalb Nancy von ihm als «das Leben/der Tod» spricht.[13] Schließlich wird, fünftens, der Mensch selbst zum Eindringling:

> Der Eindringling ist kein anderer als ich selber – als der Mensch selbst. Kein anderer als der Selbe, der nicht aufhört, sich zu verändern, scharfsinnig und doch erschöpft, entblößt und doch übermäßig ausgestattet, Eindringling sowohl in der Welt als auch in sich, aufwühlender Stoß des Fremden, *conatus* einer wuchernden Unendlichkeit.[14]

Im Zuge des Sich-selbst-Überlebens, das Nancy in den beiden nachgelieferten Texten von 2005 und 2010 thematisiert, erfährt das Konzept zwei zusätzliche Erweiterungen. Hintergrund ist die Tatsache, dass Nancy die optimistischste Perspektive von zehn Jahren, die er sich selbst eingeräumt hatte, um das Zweifache überdauert hat – trotz Komplikationen und fortlaufender Mühen, die Balance im eigenen Immunsystem zwischen Einlass des Fremden und Schutz vor dem Fremden zu finden. So wird er nicht nur zum «Androiden» oder zum «Scheintoten»[15], wie ihn sein jüngster Sohn nannte, sondern selbst zum Eindringling: «Je comprends aussi que je n'ai plus un intrus en moi: je le suis devenu, c'est en intrus que je fréquente un monde où ma présence pourrait bien être trop artificielle ou trop peu légitime.»[16]

«Intrus» wird in dieser Überlagerung verschiedener Bedeutungen zu wesentlich mehr als einem Bild für das transplantierte Herz. Der Begriff wird zu einem 'Schlüssel' für das Nachdenken über den eigenen Körper und die Differenz von Natürlichkeit und Künstlichkeit. Es scheint, dass auf den Begriff selbst zutrifft, was er über den Eindringling sagt. Der Begriff gibt, so Nancy, ein allgemeines Gesetz des Eindringens zu erkennen: «Es gibt kein einmaliges Eindringen, sobald es ein Eindringen gibt, vervielfältigt es sich bereits, bestimmt es sich in immer neuen immanenten

---

[13] Ebd., 27.
[14] Ebd., 49.
[15] Ebd.
[16] J.-L. Nancy: Intrus, 47. «Ich begreife auch, dass ich keinen Eindringling mehr in mir habe: ich bin zu ihm geworden. Als Eindringling besuche ich eine Welt, wo meine Präsenz gut zu künstlich oder zu wenig legitim sein könnte.» (Übertragung J.B.). Für die Durchsicht der Übertragungen danke ich Jacqueline Eichmann.

Unterscheidungen.»[17] Über die Jahre wandelt er sich gar zu einer Möglichkeit, über Welt nachzudenken. So heißt es im *Post-scriptum 2* (janvier 2010):

> Reste pour le moment, que l'idée de l'intrusion ne cesse en fait de pâlir: tout est intrusif dans cet entrelacement inextricable de 'nature' et d''artifice' qui forme le monde des hommes, c'est-à-dire le monde tout court, absolument et sans dehors. En vérité, cette intrication me donne de moins en moins le sentiment d'être étranger – à quel ordre 'naturel' le serais-je?[18]

Das heißt: Das Herz selbst ist nur zu verstehen als diese «unauflösliche Verflechtung». Es ist das Organ, von dem Antonin Artaud im Motto zu Nancys Text sagt, es sei «auf so unerträgliche Art unbrauchbar und überflüssig [...] das schmutzigste aller Mittel, das die Wesen erfinden konnten, um Leben in mich zu pumpen.»[19] Das Herz ist gleichzeitig und untrennbar aber auch all das, was man an Symbolik mit ihm verband. Deshalb Nancy: «Für mich war und ist es auch heute ganz und gar unmöglich, in dieser Leere das Organische, das Symbolische, das Imaginäre auseinanderzuhalten.»[20]

Ich studiere Nancys Text, Nancys Texte: Es ist ein einziger, lang anhaltender Versuch zu verstehen, was sich im eigenen Körper, mit dem eigenen Körper ereignet, und es sind gleichzeitig drei Texte, die in den ihnen eingeschriebenen Daten die Dauer und das Andauern des Leidens reflektieren. Immer wieder versuche ich mir vorzustellen, was es heißt, solche Prozeduren über sich ergehen zu lassen. «Was kann das sein – ein Herz ersetzen? Die Sache übersteigt mein Vorstellungsvermögen.»[21] Immer wieder ist von der Unmöglichkeit, sich das alles vorzustellen, die Rede, und es scheint, als hätte diese Unmöglichkeit auch damit zu tun, dass

---

[17] J.-L. Nancy: Eindringling, 35.
[18] J.-L. Nancy: Intrus, 52. «Es bleibt für den Moment anzumerken, dass die Idee des Eindringens zunehmend verblasst: Alles ist intrusiv in dieser unauflöslichen Verflechtung von 'Natur' und 'Kunstgriff', die die Welt der Menschen, das heißt ganz einfach die Welt, formt, absolut und ohne Außen. In Tat und Wahrheit gibt mir diese Verwicklung je länger je weniger das Gefühl des Fremdseins – zu welcher Ordnung innerhalb des 'Natürlichen' würde ich auch gehören?» (Übertragung J.B.).
[19] J.-L. Nancy: Eindringling, 7.
[20] Ebd., 13.
[21] Ebd., 27.

wir uns alle letztlich unsterblich wähnen («je retrouve la conviction d'immortalité que nous partageons tous»).²² Dass es uns unmöglich ist, den eigenen Tod zu denken. Welche Kraft geht von Nancys Reflexion, die gegen diese Grenze anschreibt, aus! Welche Nüchternheit, welcher Mut, welche Gelassenheit, wie mir scheint! Weiß man gleichzeitig, dass der Großteil seines immensen Werkes (wohl mehr als 20 Bücher, um nur das Offensichtlichste zu nennen) im Zeitraum entstand, der durch die Daten der drei Texte abgesteckt wird, kommt man nicht umhin, einen Zusammenhang zwischen der Erfahrung des eigenen Körpers, dem Leiden und dem Schreiben zu vermuten. Was für eine traditionelle Geste, was für ein Klischee!, würde man zu Recht einwenden, wäre die Bemerkung in irgendeiner Weise pathetisch oder heroisch gemeint. Ein Hinweis auf den Zusammenhang könnte sein, dass Nancy den Ausdruck «Transplantation» mit dem darin enthaltenen Verweise auf das Pflanzliche, das Verpflanzen sehr konsequent vermeidet und ihn dem medizinischen Diskurs zuordnet («ein Ausdruck, den vor allem und mit Vorliebe die Mediziner benutzen»²³). Stattdessen verwendet er Wörter rund um das Verb *greffer,* das zunächst den Vorgang des Pfropfens und Veredelns bezeichnet. *Greffer* bedeutet neben dem botanischen Pfropfen im medizinischen Kontext transplantieren. Das weibliche *la greffe* bezeichnet analog sowohl die Veredelung als auch die Transplantation und *le greffon* das Edelreis und das Transplantat; *le greffé* meint denjenigen, der ein Organ empfangen hat. Das männliche *le greffe* ist (wie das deutsche Griffel) eine veraltete Bezeichnung für das Schreibwerkzeug und geht auf das Griechische (γραφεῖον, γράφειν) zurück; schon das lateinische *graphium* bezeichnet sowohl Pfropf als auch Schreibwerkzeug. Dass die ganze Wortfamilie über die Homophonie von *le* und *la greffe* sehr explizit an das griechische γράφειν erinnert – wobei die Spitze des Pfropfreises das verbindende Moment zwischen den beiden entfernten Bedeutungsbereichen darstellen mag –, deute ich in diesem Zusammenhang als mehr als eine verblüffende

---

22 J.-L. Nancy: Intrus, 46.
23 J.-L. Nancy: Eindringling, 11.

Koinzidenz, setzt sich Nancy mit der Verwendung doch sehr bewusst auseinander.[24]

Beides, sowohl das Schreiben als auch die Erfahrung des eigenen Körpers, hat mit der Frage nach der eigenen Identität zu tun. Diese wird schon bei der trivialen Frage nach dem Alter durch die Tatsache der Transplantation durcheinandergebracht: Während das eingepflanzte Herz um zwanzig Jahre jünger ist, als man tatsächlich ist, so ist der Rest des Körpers als Folge der Transplantation um mindestens ein Dutzend Jahre älter. Das führt, so Nancy, zu einer eigentümlichen Alterslosigkeit, einem Schwebezustand, in dem man sich «verirrt und verwirrt» fühlt.

> Gleichzeitig verjüngt und gealtert, habe ich kein eigenes und angemessenes Alter mehr, bin ich eigentlich alterslos. Auch habe ich nicht länger einen wirklichen Beruf, ohne bereits im Ruhestand zu sein. Ich bin nichts von dem, was ich sein soll (Ehemann, Vater, Großvater, Freund), ich bin es nur unter der recht allgemeinen Bedingung des Eindringlings, unter der Bedingung verschiedener Eindringlinge, die in einem Verhältnis zum anderen oder in der Vorstellung des anderen meinen Platz in jedem Augenblick einnehmen können.[25]

Deshalb ist es schwierig geworden, sich zu sich selbst zu verhalten. Die Identität des Ich, die sich in der Formel 'Ich = Ich' zum Ausdruck bringt, bleibt nicht länger bestehen, weil schon der einfache Ausdruck 'Ich leide' zwei Ich beinhaltet: eines, das leidet, und eines, das dieses leidende Ich «verstößt» («un je rejette l'autre»).[26] Allerdings ist es eher so, dass die Fragilität der Situation die Brüchigkeit der Identität, die immer schon bestanden hat, offenbart. Die Wahrheit des Subjekts besteht, so Nancy, immer schon «in seiner unendlichen Aussetzung» («son exposition infinie»).[27] Was das fremde Herz bewirkt, ist nichts als eine Intensivierung, eine Vervielfachung dieser Erkenntnis: «Der Eindringling setzt mich unverhältnismäßig aus. Er bewirkt meinen Ausstoß, trägt mich heraus und enteignet mich.»[28] Wäre es eine Verführung durch die Etymologie, wäre es vermessen, diese Bewegung der Selbst-Enteignung mit der

---

24 Für die klärenden Gespräche rund um diese etymologischen Fragen danke ich Hanspeter Siegfried.
25 J.-L. Nancy: Eindringling, 45-47.
26 Ebd., 43.
27 Ebd., 47.
28 Ebd.

Bewegung des Schreibens selbst in Verbindung zu bringen? Mit dem Rimbaud'schen «Je est un autre», mit dem die eigentümliche Distanz, die durch die Schrift ins Leben dringt, benannt wird? Und wäre es verfehlt, daher zu vermuten, dass sich die Erfahrung des eigenen Körpers über nichts so sehr ausdrücken lässt als durch das Schreiben?

Der exponierte subjektive Körper

Der Arzt, Epistemologe und Wissenschaftshistoriker Georges Canguilhem (1904-1995) verwendet den Begriff des «subjektiven Körpers», um deutlich zu machen, dass dort, wo von Krankheitsbildern gesprochen wird, ein allgemeiner Körper im Blick ist. Nur so werden die Angaben, die dem Arzt gemacht werden, lesbar als Symptome einer Krankheit. Die Diskurse, die sich dieses allgemeinen Körpers bemächtigen – die biologischen und medizinischen, aber auch die philosophischen –, müssen, um zu Erkenntnissen zu gelangen, von allem, was den Körper als Körper *für mich* ausmacht, abstrahieren und den subjektiven Körper zum Verschwinden bringen. Das ist der Grund, warum die Gesundheit so schwer zu fassen ist und ihre Definition derartige Mühe bereitet, so dass Gadamer treffend von der «Verborgenheit der Gesundheit» als ihrem eigentlichen Geheimnis spricht.[29] Es ist also nicht nur so, wie Descartes im Brief vom 31. März 1649 an Chanut über die Gesundheit schreibt, dass wir, wenn wir sie haben, nicht mehr an sie denken.[30] Die Gesundheit drückt sich zwar aus «in einer Art Wohlgefühl»[31], bleibt uns als solche aber aus prinzipiellen Gründen verborgen – gerade auch wenn wir an sie zu denken versuchen. Sie ist nicht einfach ein Sich-so-und-so-Fühlen, sondern ist «Da-Sein, In-der-Welt-Sein, Mit-den-Menschen-Sein, von den eigenen Aufgaben des Lebens tätig oder freudig erfüllt sein».[32] Deshalb ist,

---

29 Vgl. Hans-Georg Gadamer: Über die Verborgenheit der Gesundheit. Aufsätze und Vorträge (Frankfurt am Main 1993); darin vor allem der Titelaufsatz (133-148) und die Aufsätze «Leiberserfahrung und Objektivität» (95-110) und «Philosophie und praktische Medizin» (121-132).
30 R. Descartes, zitiert nach G. Canguilhem: Gesundheit, 54.
31 H.-G. Gadamer: Verborgenheit der Gesundheit, 143.
32 Ebd., 144.

wie Canguilhem schreibt, «die Gesundheit [...] die Wahrheit des Körpers in der Situation der Betätigung, des ursprünglichen Ausdrucks seiner Stellung als lebendiger Einheit, als Grundlage der Vielfalt seiner Organe», aber diese «Wahrheit meines Körpers, die ihm eigene Verfassung oder existentielle Authentizität, ist keine Idee, die der Darstellung zugänglich wäre».[33] Dass Canguilhem genau im Zusammenhang mit dieser Bestimmung auf die Transplantation als scheinbare Ausnahme zu sprechen kommt, ist bezeichnend:

> Die neue Technik der Organentnahme und -verpflanzung ändert nichts an der Fähigkeit eines gegebenen Körpers zur Integration, zur beliebigen Aneignung eines Teils, das einem Ganzen entnommen wurde, dessen histologische Struktur mit ihm verträglich ist.[34]

Der gesunde Körper ist der subjektive Körper, so Canguilhem, indem er Gesundheit so auffasst, dass sie einem «die Erlaubnis verleiht, nach Gutdünken des Körpers zu leben und zu handeln».[35] Mit dieser Bestimmung, die einen großen Spielraum jenseits einer rein medizinischen Festschreibung eröffnet, wirkt er «der Verbreitung einer medizinischen Ideologie des Spezialistentums» entgegen, die dazu führt, «dass der Körper oft erlebt wird, als ob er eine Ansammlung von Organen wäre».[36]

Das ist, so scheint mir, eine der Pointen von Nancys Reflexionen rund um die Art, wie ihm durch die Transplantation sein Körper auf eine neue Art zugänglich wurde. Wäre der Körper eine Ansammlung von Organen und die Transplantation die wie auch immer komplizierte, aber letztlich technische Reaktion auf einen partiellen Ausfall, so wären Nancys vielfältigen Erfahrungen, die das Ich des Textes artikuliert, nicht im Ansatz erklärbar. So gewinnt er, paradoxerweise kann man vielleicht sagen, durch die Erfahrung der Transplantation ein Verständnis, was es heißt (nicht was es hieße!), gesund zu sein. Das Geschriebene erscheint als das Resultat eines Pfropfvorganges, bei dem das krumme Holz des Menschlichen Früchte zu tragen beginnt.

---

[33] G. Canguilhem: Gesundheit, 64.
[34] Ebd.
[35] Ebd., 66.
[36] Ebd., 67.

Dabei beginnt sich die Gesundheit (die sich für uns Außenstehende nur als leidvolle Folge von Krankheiten darstellt) wieder zu entziehen. So ist es nur folgerichtig, dass es schon im ersten *Post-scriptum* von 2005 heißt: «La plupart du temps, je n'y pense pas.»[37] Das Gefühl der Fremdheit, selbst zum Eindringling geworden zu sein, verschwindet im bloßen Lebensvollzug oder tritt hinter all dem wieder zurück, was man tut und lässt und anpackt und bleiben lässt, weil man diese Welt bewohnt. In diesem Sinn kann man sagen, dass Nancy bei aller Versehrtheit und entgegen jeder medizinischen Logik gesund ist. «L'intrus m'expose excessivement» heißt: Die Erfahrung der Erkrankung, des Sich-selbst-fremd-Werdens, der Transplantation, und die unabweisbare Gewissheit, dass man dem Tod ausgesetzt ist, machen diesem Ich etwas zugänglich, was im Grunde uns allen – gerade insofern wir gesund sind – gemeinsam ist: ein Exponiertsein, eine Fragilität, eine Ortlosigkeit, eine Offenheit.

---

[37] J.-L. Nancy: Intrus, 47. «Die meiste Zeit denke ich nicht daran» (Übersetzung J.B.).

«Je suis par moments dans le creux de ma main»
Paul Valérys Theorie der Hand

CHRISTINA VOGEL

Paul Valéry gefiel sich in der Rolle des Anti-Philosophen. Die *Cahiers/ Hefte*, die er über fünfzig Jahre lang – von 1894 bis zu seinem Tod 1945 – schrieb, sind nicht das Ergebnis eines strengen Denkens in geschlossenen Systemen; sie zeugen vielmehr von seiner kritischen Distanz gegenüber den Diskursen der Metaphysik, der Theologie oder der Geschichtsschreibung. Und trotzdem ist daran zu erinnern, dass seine 261 Notizbücher dem ehrgeizigen Elan entspringen, die Funktionsweisen des menschlichen Geistes systematisch zu erforschen und als Ganzes zu begreifen. Die Aufzeichnungen des jungen Valéry orientieren sich an den Methoden der mathematischen Wissenschaft, ihre Prinzipien sind Präzision und Klarheit, Verbannung alles Vagen. Gleichzeitig sind sie Ausdruck einer persönlichen Krise, Reaktion gegen die eigene Sensibilität und Bruch mit der eben begonnenen literarischen Karriere im Umkreis von Stéphane Mallarmé. Im Anfang sind die *Cahiers* also auch das Produkt eines antiliterarischen Gestus sowie des Willens zur luziden Selbsterkenntnis und rigorosen Selbstdisziplin. Nicht zuletzt sind sie Valérys privates Laboratorium, wo er seine zur Veröffentlichung bestimmten Schriften entwirft, elaboriert, perfektioniert; sie sind der Ort, an dem seine Leitgedanken sich selbst reflektieren, in Frage stellen und verändern.

Anhand der zahlreichen Betrachtungen zur Hand, die sich in seinen Notizbüchern finden,[1] wollen meine folgenden Überlegungen zeigen, dass

---

[1] Valérys *Cahiers* enthalten nicht nur zahlreiche Äußerungen zur Hand, sondern auch manche Zeichnung von seinen Händen; siehe: Cahiers, éd. en fac-similé (CNRS 1957-1962), z.B. XXI (1938-1939) 154 oder 912. Zu dieser Thematik vgl. auch Jean-Philippe

Valérys Versuch, die Operationen des menschlichen Geistes in einem begrenzten System zu fassen und zu ordnen, scheitert. Doch die Vision, die Gesamtheit der Denkprozesse in einer geschlossenen Form darzustellen, wird nicht einfach aufgegeben. Valéry modifiziert sein Projekt, indem er neue Sichtweisen entwickelt. Gerade die Erkenntnisse zur Wahrnehmungs- und Funktionsweise der Hand werden zum Ausgangspunkt noch unerforschter Vorstellungsmodelle und Theoriebildungen. Die Grenzen, an die sein ambitiöses Unternehmen stößt, erweitern außerdem seine Erfahrungen der Ergreifung und Gestaltung des Selbst. Deutlich zeigt sich sein verändertes Wissenschafts- und Selbstverständnis in seinem berühmt gewordenen *Discours aux chirurgiens*. Auf diesen Vortrag, mit welchem Valéry 1938, in der Rolle des Ehrenpräsidenten, den Kongress der Gesellschaft für Chirurgie in Paris eröffnet, werde ich zum Schluss meiner Ausführungen eingehen.

Gladiator: Ideal und Idol

Es wäre naiv zu glauben, Valérys *Cahiers* zeugten von einer einfachen, linearen Entwicklung seiner Überzeugungen mit klar datierbaren Brüchen. Und doch: Trotz der gebotenen Vorsicht können wir eine Zäsur in den Jahren 1918-1920 feststellen – was in Anbetracht des historischen Kontextes auch nicht weiter verwundert. Gerade die Notizen, in denen das Wort 'Hand' verwendet wird, belegen eine signifikante Veränderung von Valérys Betrachtungsweise. Repräsentativ für die erste Hälfte seiner fünfzig Jahre dauernden, alltäglichen Aufzeichnungen ist ein Eintrag aus der Zeit um 1903-1905:

> Tout ton effort ne tend-il pas à te mettre tout entier dans le creux de ta main? Je suis par moments – dans le *creux de ma main*. Si je n'y puis tenir – il n'y a pas de Science ...[2]

Biehler: «Le goût de la main», in: Forschungen zu Paul Valéry, Heft Nr. 19/2006, hg. von Karl Alfred Blüher und Jürgen Schmidt-Radefeldt (Kiel 2007) 97-206.

[2] P. Valéry: Cahiers, éd. Judith Robinson-Valéry, I (Paris, Gallimard, «Bibliothèque de la Pléiade», 1973) 34. Ich zitiere nach dieser Ausgabe. Auf der Grundlage der Ausgabe von

Das Ich strebt danach, sich selbst im Hinblick auf eine wissenschaftliche Analyse und Erkenntnis als begrenzte Größe zu er- und begreifen. Vergleichbare Betrachtungen legen nahe, dass das Ziel weniger eine rein abstrakte Kenntnis des Ich und seiner Art zu funktionieren ist, sondern das Projekt der Selbsterkundung und Selbstgestaltung. Im Vordergrund steht dabei die Absicht, seine eigenen geistigen Fähigkeiten und körperlichen Fertigkeiten zu entfalten, zu erweitern, ja zu vervollkommnen. Für dieses Projekt steht der Name «Gladiator».[3] In Auflehnung gegen die Macht unbändiger Gefühle unternimmt Valéry den Versuch, sich selbst in allen Lebensbereichen zu kontrollieren. Der bildliche Ausdruck «Je suis par moments dans le creux de ma main» ist sprachliche Übersetzung des Ideals, im vollen Besitz all seiner psychischen und physischen Vermögen zu sein. Voraussetzung einer so umfassenden Selbstbeherrschung ist jedoch die Möglichkeit, sich selbst als geschlossenes, ganzheitliches System vorzustellen und zu dressieren:

> Gladiator – L'obéissance. La tenue en main, la connaissance des réactions de l'animal Sensibilité. / Dresser la jument Sensibilité. Ars magna. Dresser le Langage. Le travailler en artiste. [...] / Tel est le vrai *philosophe*, telle la vraie philosophie. Ce n'est pas une connaissance – C'est une attitude et une tendance au dressage, une volonté vers l'homme dressé par soi-même – Dressage savant par la pensée.[4]

Dieses Bekenntnis aus dem Jahr 1918 unterstreicht den Anspruch Valérys, sich autonom zu erziehen, sowohl seine intellektuellen wie auch seine körperlichen Potentiale zu entdecken, sein Wissen und Können unermüdlich zu trainieren und zu perfektionieren. Es postuliert die Einheit von Subjekt und Objekt, von Betrachter und Gegenstand oder, bildlich gesprochen, die Einheit von Reiter und Pferd. «Gladiator» ist die ideale Kunstfigur, aus sich selbst hervorgebracht von einem Denken, das sich an der Ausdrucksform des Tanzes orientiert:

J. Robinson-Valéry haben Hartmut Köhler und Jürgen Schmidt-Radefeldt die deutsche Edition besorgt: Cahiers/Hefte, I-VI (Frankfurt a.M., S. Fischer Verlag, 1987-1993).

[3] Zum Begriff «Gladiator» siehe die bemerkenswerten Beiträge in: Forschungen zu Paul Valéry, Heft Nr. 8/1995, hg. von Karl Alfred Blüher und Jürgen Schmidt-Radefeldt (Kiel 1996).

[4] Cahiers, I 339.

Pourtant il est possible de trouver un homme, ni philosophe, ni poète, non définissable par l'objet de sa pensée, ni par la recherche d'un résultat extérieur, livre, doctrine, science, *vérité* ... mais qui soit *penseur* comme on est *danseur*, et usant de son esprit comme celui-ci de ses muscles et nerfs [...][5]

Doch im Bestreben, seine körperlichen Kräfte geistig zu dominieren und seine unkontrollierten Gemütsregungen in eine kunstvolle Bewegung umzusetzen, stößt das Ich an Grenzen. Die Selbstbeherrschung gelingt nicht immer, und sie gelingt nicht dauerhaft. Nur zeitweilig – «par moments» – erlebt sich das Ich als eine vollendete Figur, verwirklicht sich in einer Art von Denksport, die Körper und Geist harmonisch verbindet. So wie der Reiter nicht ununterbrochen eins mit seinem Pferd sein kann, hat sich das Ich nicht ein für alle Male im Griff; nur vorübergehend leistet es die vollkommene Einheit. Die Kunst, sich zu disziplinieren, seine Leistungen zu erhöhen, ist anstrengend und deshalb auch nicht von Dauer. Gleich Tanzbewegungen sind die Erfahrungen «Gladiators» ephemer und instabil. Er hat sich in der Hand – «se main-tient» – aber nur in einem labilen Jetzt und Hier – «main-tenant». Diskontinuität bestimmt die Virtuosität des Dompteurs; seine mentale Stärke und die Macht über die eigenen Sinnesempfindungen haben keinen Bestand, sind nicht jederzeit verfügbar. Die Technik des Sich-Festhaltens muss immerfort neu ein- und ausgeübt werden.

Die Bedingungen, die es ermöglichen, das Denken zu einer Kunst des Denkens zu steigern, wirken nicht nur hinsichtlich der Zeitspanne einschränkend. Das Ich als geschlossenes System verlangt nach der willentlichen Ausgrenzung all jener Bereiche, die die Einheit des Ich zu sprengen drohen. Sich selbst ganz umfangen, bedeutet unweigerlich Reduktion der Kräfte. Es bedeutet den Ausschluss von allem, was das Zusammenspiel von intellektuellen und körperlichen Fähigkeiten stört, was nicht gleichzeitig und vollständig in die Gesamtheit der Vermögen integriert werden kann. Metaphorisch betrachtet: Die Hand ist zu klein, um alles virtuell Mögliche zu enthalten. Die Selbstbeherrschung verlangt nach Konzentration, nach Auswahl jener Fertigkeiten, die sich als konstitutive Teile des Systems erweisen und sich in dieses einordnen.

---

[5] Ebd., 334.

Es geht um nichts Geringeres als die permanente Re-Aktualisierung, Entfaltung und Steigerung der Gesamtheit der Potentiale des Ich, um eine Form von Selbstgestaltung, die sich zwar momentan verwirklichen, aber nie endgültig als abgeschlossenes Werk fassen lässt. Unabschließbarkeit: Das ist wesentliches Merkmal des Projektes «Gladiator» und der den *Cahiers* zugrundeliegenden Denkbewegung.

Die Figur des sich selbst dressierenden, sich selbst ergreifenden «Gladiators» findet sich in allen Schreibphasen Valérys; sie ist dem Projekt der *Cahiers* eng verbunden. Kein Wunder, spiegelt sie Veränderungen sowohl in Valérys Selbstverständnis wie auch in seinem Verhältnis zur Welt. Seismographisch zeigt sie die Modifikationen an, welche die Sichtweise auf die kognitiven und körperlichen Leistungen des Menschen betreffen. Auf seine Leitfrage «Que peut un homme?» – diese treibt auch seine Kunstfigur Monsieur Teste um[6] – sucht Valéry Antworten, die sich unaufhörlich abwandeln, indem neue Erfahrungen und Erkenntnisse mitgedacht und unerprobte Repräsentationsformen entwickelt werden.

Die Realität der Fremdheit

Die Zäsur ist unverkennbar: Nach dem Ersten Weltkrieg zweifelt Valéry mehr und mehr an der Möglichkeit einer kompletten Selbstanalyse und perfekten Selbstdressur. Der Anspruch an eine systematische Konzeption des Ganzen, für welche die Formel «Corps-Esprit-Monde» (CEM) steht,[7] scheint zu hoch. In den Notizen und Essays der zwanziger und dreißiger Jahre weicht der Glaube, die Voraussetzungen erfüllen zu können, welche die Selbstergreifung ermöglichen, einem ungläubigen Staunen. So schreibt er 1925:

> On considère sa main sur la table, et il en résulte toujours une stupeur philosophique. Je suis dans cette main et je n'y suis pas. Elle est moi et non moi. / Et en effet cette propriété du corps est contradiction et c'est cette propriété qui serait fonda-

---

[6] P. Valéry: «Monsieur Teste», in: Œuvres, éd. Jean Hytier, II (Paris, Gallimard, «La Pléiade», 1960) 23.

[7] Vgl. dazu auch Karl Löwith: Paul Valéry. Grundzüge seines philosophischen Denkens (Göttingen, Vandenhoeck & Ruprecht, 1971) 61.

mentale dans une théorie de l'être si on savait l'exprimer exactement. / Et cette pensée, de même, ou toute pensée est moi et non moi.[8]

Die Erfahrung, weder mit seinem eigenen Körper noch mit seinen Gedanken völlig eins zu sein, die eigene Hand als fremd zu erleben und sich auf sich selbst als Anderen zu beziehen, ist so einschneidend für Valéry, dass er sie in einer nur leicht korrigierten Version in seine 1930 publizierte Aphorismensammlung *Moralités* aufnehmen wird.[9] Aber auch die *Cahiers* variieren immer neu das Thema der Fremderfahrung und des Selbstwiderspruchs. Die Betrachtung der Hand wird zum Moment, da sich das Ich entzweit gegenübertritt. Die in sich widersprüchliche Innen- und Außenansicht beunruhigt, denn sie stellt das Unterfangen in Frage, sich als Ganzes zu begreifen. Das Ich zerfällt, die einzelnen Körperglieder und zahlreichen Gedanken beziehen sich nicht mehr selbstverständlich aufeinander. Wie sich beherrschen und als umfassendes System «Corps-Esprit-Monde» verstehen, wenn das Ich nicht mehr mit sich identisch ist? Verblüfft legt Valéry wiederholt Zeugnis ab von der Beobachtung der eigenen Fremdartigkeit. Die zweite Hälfte der *Cahiers*, also die Eintragungen von 1920 bis 1945, wird geprägt vom Gegensatz zwischen Selbst- und Fremdherrschaft. Der Bezug auf seinen Körper, auf seine Gedanken und die Welt wird zum erschütternden Erlebnis. Das Ich wird sich zum Problem:

> J'ai la triste habitude de me peser et soupeser dans le creux d'une main monstrueuse mentale; et ce qui n'est pas dans l'instant, pèse et trouve léger l'instant … où tient *tout mon temps*. / Mais Moi, Mon – – est-il ce qui pèse ou celui qui pèse? Rien n'est la chose pesée; tout est ce qui n'a point de poids. Mais ce tout n'est rien, et ce rien est tout.[10]

Nicht mehr die feste Überzeugung, idealerweise im Besitz all seiner Kräfte und Vermögen sein zu können, spricht aus diesen Notizen, vielmehr eine verstörend wirkende Selbstbefragung. In der Betrachtung der Hand spaltet sich das Ich. Plötzlich wirkt dieses vertraute Organ ungeheuerlich – monströs – auf jenen, der es zu besitzen glaubt und gezielt zu manipulieren sucht. Die Hand verliert ihre klaren, konkreten Konturen. Das Bild von der hohlen Hand, in der sich das Ich festhält und begreift,

---

[8] Cahiers, I 606.
[9] P. Valéry: Tel Quel, «Moralités», in: Œuvres, II 519.
[10] Cahiers, II (1974) 13-314.

macht einer abstrakten Vorstellung Platz, die nicht nur den Widerspruch zwischen Subjekt und Objekt offenbart, sondern auch die Unterscheidbarkeit von Instrument und Gegenstand unterhöhlt. Zwischen *Ich*, *Mir* und *Mein* klafft eine diffuse Distanz. Das Ich löst sich in einer Betrachtungsweise auf, welche die Möglichkeit der Austauschbarkeit der Positionen und Umkehrbarkeit der Funktionen anzeigt.

Was hier durch die Analyse ins Wanken kommt, sind nicht nur die Grenzen zwischen *Ich* und *Nicht-Ich*, es sind auch die Kategorien von Raum und Zeit. Diese zerfallen in Komponenten, die sich einem ganzheitlichen, systematischen Zugriff entziehen. Dadurch löst sich auch die enge Verbindung von Ich, Hier und Jetzt auf, und die Zeit erweist sich als Gegenstand und gleichzeitig als Ermöglichungsbedingung der Selbst- oder vielmehr Fremdbeobachtung. Das Ich erfährt die Unmöglichkeit, sich ganz im «main-tenant», im Augenblick, aufzuhalten, zu erziehen und zu verstehen. Es ist aus der eigenen Zeit gefallen und steht ihr fremd gegenüber.

Der Entwurf einer Theorie der Hand

Doch die Erfahrung, weder mit seinen Gedanken noch mit seinem Körper eins zu sein, und diese auch nicht jederzeit zur Verfügung zu haben, ist nicht nur betrüblich, sie eröffnet auch neue Erkenntnismöglichkeiten. Der Abstand zu sich selbst führt Valéry dazu, seinen Standpunkt zu ändern. Und so wird er durch die ihm zum fremden Körperteil mutierte Hand veranlasst, einen neuen Blick auf diese zu werfen. Befreit von der ausschließlichen Zielsetzung der Selbstdressur nimmt Valéry die Hand als vielseitiges Instrument wahr, dessen Studium einen universalen Erkenntniswert besitzt:

> L'étude approfondie de la main humaine (système articulé, forces, contacts etc.) est mille fois plus recommandable que celle du cerveau. / – Cette concentration du saisir et du sentir. / – Durée de striction. / – Mouvement ultra-rapides – (Ceux plus rapides que la conscience. / – Caresser, pincer, pousser, tracer, tirer, flatter, frapper, […] / Universalité de la main.[11]

---

[11] Cahiers, I 1127.

In den zwanziger Jahren konzipiert Valéry sogar die Idee einer Theorie der Hand.[12] Auch wenn er diese nicht schreiben wird, so beweisen die *Cahiers* doch, dass die Betrachtung der Hand ihm wertvolle Einsichten in die Struktur und Verfahrensweise unterschiedlichster Systeme und Organe gewährte. Sie wird ihm zum Modell, das manche ungenaue Vorstellung zu präzisieren hilft. Herausragend sind seine Vergleiche von Hand und Sprache. Was diese miteinander verbindet, ist ihre Gliederung. Die Hand ist nicht nur privilegiertes Instrument von Zeichen- und Gebärdensprachen, sie ist nicht nur zwecknützliches Werkzeug der zwischenmenschlichen Kommunikation, gestikuliert und 'spricht', sie kann auch verständlich machen, nach welchen Regeln Sprache überhaupt funktioniert. In Umkehrung des üblichen Blickwinkels behauptet Valéry:

> L'ensemble des mots est comparable fonctionnellement à celui des articulations. Le langage est une main – dont il faut exercer l'indépendance des doigts, la promptitude, les emplois simultanés etc. / Mais il y a 6000 doigts à cette main.[13]

Für Valéry gilt: Die Sprache ist wie die Hand – ja der Körper allgemein – ein System, dessen Glieder sich wechselseitig bedingen, begrenzen und bereichern. Fällt eines dieser aufeinander bezogenen Teile aus, so wird dadurch das Funktionieren des Systems als Ganzes beeinflusst, oft beeinträchtigt. Viele Aufzeichnungen unterstreichen die Tatsache, dass ein begrenztes System so strukturiert ist, dass eine unbegrenzte Zahl von Handlungen (z.B. Gesten, Sprechakte) theoretisch möglich wird. Die Hand wie auch die Sprache haben die Fähigkeit, unendlich viele verschiedene Aufgaben zu erfüllen. Diese Eigenschaft fasziniert Valéry. So groß auch die Komplexität der Hand und ihrer Tätigkeiten sein mag, im Vergleich zu jener der Sprache ist sie relativ klein und erlaubt gerade deshalb, die Gesetze zu erforschen, nach denen diese funktioniert. In Analogie zur Hand entwirft Valéry kühne Theorien, wie unser Gehirn oder unser Gedächtnis arbeitet, und vernachlässigt gerade dadurch nie, Körper und Geist aufeinander zu beziehen.

Die Theorie der Hand, die Valéry vorschwebt, fungiert als ideales Vorbild für die Sprache, indem sie erlaubt, diese als lebendigen Organismus

---

[12] Ebd., 1133.
[13] Ebd., 409.

vorzustellen. Der Vergleich mit der Hand mit einem Organ, das als organisierter, begrenzter Mechanismus getrennt betrachtet werden kann, bietet die Möglichkeit, die Sprache als einheitliche Struktur und gleichzeitig als Quelle dynamischer Prozesse zu verstehen und zu beschreiben. Anstelle des Unterfangens, die Gesamtheit aller Funktionen des menschlichen Geistes in einem abgeschlossenen Ganzen zu fassen, versucht Valéry, ein Teilsystem des menschlichen Körpers – wie die Hand – als Modell zu erkunden, dessen Gliederungsprinzipien und Tätigkeitsmerkmale seiner Meinung nach sich übertragen lassen auf komplexe Systeme – das menschliche Gehirn oder die Sprache zum Beispiel –, die man nicht einfach, umfassend und souverän zu überblicken imstande ist. Die Beschränkung ist also nicht nur Einschränkung. Sie eröffnet die Perspektive, einen hypothetischen Begriff zu bekommen, wie diese sich kontinuierlich spezifizierenden Systeme im Inneren aufgebaut sein könnten, um stets von neuem fähig zu sein, auf die sich wandelnde Außenwelt Bezug zu nehmen und mit dieser auf vielfältige Weise zu kommunizieren und zu interagieren. Für Valéry haben seine Beobachtungen zur Hand einen hohen Erklärungswert und sind von universaler Bedeutung:

> La main bénit, gratte le nez ou pire, tourne le robinet, prête serment, manie la plume ou le pinceau, assomme, étrangle, presse le sein, arrache, caresse, lit chez l'aveugle, parle chez le muet, [...]; et tour à tour, instrumentale, symbolique, oratoire, mystique, géométrique, arithmétique, prosodique, rythmique, / acteur universel, agent général, instrument initial.[14]

Diese Skizze aus dem Jahr 1938 kann als Entwurf zu Valérys *Discours aux chirurgiens* gelesen werden. In nur leicht veränderter Form integriert er sie in die Rede, mit der er im selben Jahr an der Medizinischen Fakultät von Paris den Chirurgenkongress eröffnet. Erkenntnistheoretisch interessant ist der Zusatz, der die oben zitierte Äußerung ergänzt: «ne pourrait-on la qualifier *d'organe du possible*, – comme elle est, d'autre part, *l'organe de la certitude positive*?» («könnte man sie vielleicht als das *Organ des Möglichen* bestimmen – so wie sie andererseits das *Organ der positiven Gewissheit* ist?»).[15] Die rhetorisch gestellte Frage richtet sich an die im

---

[14] Cahiers, II 1431.
[15] P. Valéry: Discours aux chirurgiens, in: Œuvres, éd. J. Hytier, I (1957) 919. Die deutsche Übersetzung ist zitiert nach K. Löwith: Paul Valéry, Anhang I, 135-138.

Auditorium versammelten Chirurgen, also an – besinnt man sich auf die etymologische Herkunft des Wortes 'Chirurg' – 'Handwerker', an jene, die sich in ausgezeichneter Weise auf die handwerkliche Kunst verstehen, die behandeln und heilen, indem sie in direkter, manueller Art auf den Körper einwirken. Valéry insistiert auf die Tatsache, dass die Chirurgie *Œuvre de main*[16] ist, ein Kunsthandwerk, das ein spezielles Wissen und Können voraussetzt. Was er bewundert, ist ihre praktisch-pragmatische Seite. Der Chirurg legt am lebenden Organismus Hand an. Obschon die Eingriffe der operierenden Hand präzisen Gesetzmäßigkeiten gehorchen, sind sie nicht rein mechanischer Natur. Der Körper erweist sich als ein organisches System, in welches weder nach Belieben noch aufgrund unveränderlicher Prinzipien eingegriffen werden kann.

Sensibles Organ und privilegiertes Instrument des Chirurgen, ist die Hand zugleich bevorzugtes Denkmodell des Philosophen. Valéry zeigt sich überzeugt, sie liefere sowohl positive Gewissheiten wie auch ungeahnte Erkenntnismöglichkeiten und könne als Vorstellungsmodell die gedankliche Abstraktion unterstützen. Wenn Valéry in seiner Rede vom 17. Oktober 1938 jedoch das Fehlen eines «Traité de la main» («Traktats von der Hand»)[17] feststellt, beklagt er damit auch eine Entwicklung des Wissenschaftsverständnisses und des technischen Fortschrittes, die ihn zutiefst beunruhigt. Zum Schluss meiner Ausführungen möchte ich kurz auf die Probleme, ja Gefahren zu sprechen kommen, die Valéry evoziert.

Die Macht der Instrumente über die Sinnesorgane

Die Naturwissenschaften – Valéry denkt in erster Linie an die Physik, die Quantenmechanik[18] – erforschen Bereiche und liefern Daten, die unser Wahrnehmungsvermögen überschreiten, die wir mit unseren Sinnes-

---

16 P. Valéry: Discours aux chirurgiens, 918.
17 Ebd., 919.
18 Zur Beschäftigung Valérys mit den verschiedenen Wissenschaftsdisziplinen, insbesondere den Naturwissenschaften, siehe: Fonctions de l'esprit. Treize savants redécouvrent Paul Valéry, éd. Judith Robinson-Valéry (Paris, Hermann, 1983); dt.: Funktionen des Geistes. Paul Valéry und die Wissenschaften, übers. von Max Looser (Frankfurt, New York, Campus Verlag, 1993).

organen nicht mehr direkt beobachten können. Nur indirekt, vermittelt über Apparate, erlangen wir Erkenntnisse, welche die Grenzen unserer Vorstellungskraft sprengen. Die modernen Wissenschaften dringen in Sphären vor, deren Phänomene sich unserem Zugriff entziehen. Wir können diese wohl benennen und sprechen zum Beispiel von 'Elektronen', aber diese uns vorzustellen, vermögen wir nicht. Während der menschliche Körper keine hilfreiche Referenzgröße mehr sein kann (zum Beispiel in der Beschäftigung mit Atomteilchen), ist der menschliche Geist überfordert, sich ein Bild zu machen von dem, was nur dank mathematischer Aussagen Existenz gewinnt. Die immer raschere Vermehrung und Veränderung von Mitteln und Fakten führt dazu, dass sich diese nicht mehr in einer ganzheitlichen Erfahrung zusammenfassen lassen.

Im Unterschied dazu ist die Hand für Valéry ein organisches System, dessen Struktur und Funktionsweise als Ganzes wahrgenommen werden kann. Die Handfertigkeit dient als Modell für so komplexe Systeme wie die Sprache oder das Gehirn. Sie ist Vorbild für eine Auffassung, die Können und Wissen aufeinander bezieht und wechselseitig artikuliert. Die wissenschaftlich-technische Revolution, die Valéry bewegt, gilt der Beobachtung, dass an die Stelle eines Verständnisses von Wissenschaft, welches sich an den geistigen und körperlichen Fähigkeiten des Menschen orientiert, ein Begriff tritt, der die Forderung nach einer ordnenden Gesamtsicht aufgibt und sich auf isolierte Teilsysteme richtet. Wissen und Können treten auseinander, werden unabhängig, so dass sich ein Handeln und Anwenden von Kenntnissen durchsetzen kann, das weder zu begreifen noch zu kontrollieren ist. Ein Jahr vor Beginn des Zweiten Weltkriegs ahnt Valéry die Risiken eines Wissenschaftsbetriebs, der sich verselbständigt hat. Nachdem er den Glauben an sein Gladiator-Projekt verloren hat, büßt er auch seinen Wissenschaftsoptimismus ein.

Was bleibt ihm? Die eigene Hand, trotz aller Fremdartigkeit sein unverzichtbares Schreib- und Denkorgan, sein bevorzugtes Werkzeug, das Zigarette und Kaffeetasse hält, welche die frühmorgendlichen Aufzeichnungen begleiten. Es bleibt die Einsicht: Ohne Hand keine mentale Gymnastik.

Živena – die helfende weibliche Hand? Zur Lage der Frauen in der Slowakei vor dem Ersten Weltkrieg[1]

JOSETTE BAER

Einleitung

In den letzten drei Jahrzehnten des 19. Jahrhunderts befanden sich die Slowaken aufgrund der Assimilierung[2] in einer schwierigen Lage; um Sprache und kulturelle Gebräuche, ja ihre nationale Identität aufrechtzuerhalten, galt es, *Gender*-Unterschiede zu verkleinern und die Kinder in Geist und Sitten zu Patrioten zu erziehen. Den Frauen wurden deshalb gewisse Aufgaben zuteil, welche jedoch ihre traditionelle Rolle als Mutter im Dienste des Mannes und der Familie nicht radikal änderten, sondern diese nur in eine öffentlichere Ebene transportierten: Als Familie galt nun die Nation. Den Frauen musste zumindest theoretisch eine gesellschaftliche Gleichheit eingeräumt werden, denn das 'Projekt Nation' brauchte jeden, rein aus Gründen der geringen Anzahl der Slowaken, die im Ungarischen Königreich um die Jahrhundertwende einen Bevölkerungsanteil von 2 002 000 ausmachten.[3]

---

[1] Alle Übersetzungen ins Deutsche sind von mir, falls nicht anders angeführt. Aus Verständnisgründen verwende ich die Begriffe 'Ungarn' und 'ungarisch', um das Königreich, sein Territorium und die Sprache zu bezeichnen; für die ethnische Gruppe der Ungarn gebrauche ich die Begriffe 'magyarisch' bzw. 'Magyaren'. Eine slowakische Ungarin war also Bürgerin des Ungarischen Königreiches und slowakischer Ethnizität, eine Magyarin eine ungarische Bürgerin magyarischer Ethnizität. Ich danke Gabriela Dudeková für ihre Kommentare, Anregungen und Kritiken zu einer früheren Version dieses Essays.

[2] Zur magyarischen Assimilierungspolitik, auch Magyarisierung genannt, siehe Kapitel I.

[3] Paul Robert Magocsi: Historical Atlas of Central Europe. Revised and expanded version (Seattle 2002) 97-98. Zum Vergleich die Zahlen der anderen Nationalitäten und Min-

Die Nationalismen des 19. Jahrhunderts, nicht nur der slowakische, machten sich die Frau und ihren Körper als Symbol[4] des nationalen Kollektivs und dessen Werte zunutze: Als Symbol alles Guten und Schönen vermittelte sie Heim, Familie, nährende Wärme, kulturelle Werte und moralische Tugenden. Sie wurde allegorisch zur 'Urmutter der Nation' verklärt, wie Eugène Delacroix' berühmtes Bild *Die Freiheit führt das Volk* von 1830 zeigt (Abb. 1).

Die barbusige Marianne trägt die Tricolore; ihre sekundären Geschlechtsmerkmale vermittelten das Mütterlich-Nährende und sollten die Betrachter im Sinne der Nation mobilisieren und integrieren.[5] Namen wie *Germania*, *Helvetia* und *Slavia* stellten einen allegorischen Bezug des Weiblichen zur Nation her. Als Hüterinnen kultureller Codes, Wächterinnen über moralische Tugenden und nicht zuletzt aufgrund ihrer biologischen Fähigkeit, Kinder zu gebären, konnte keine nationale Bewegung auf die von Männern definierte und kontrollierte Integration der Frauen verzichten. Ehen mit Männern der eigenen nationalen Gruppe waren 'Mischehen' mit Männern aus anderen nationalen Kollektiven vorzuziehen, um Sprache und Kultur und, aus der Sichtweise der mit radikal biologischem Determinismus argumentierenden Sozialdarwinisten, auch das Blut der eigenen Gruppe reinzuhalten.

Marcus Tullius Cicero (106-43) setzte den römischen Staat, die *res publica*, metaphorisch einem Schiff gleich, das durch geschicktes Navigieren vor dem Untergang auf hoher See, der unberechenbaren Natur, gerettet

---

derheiten in alphabetischer Reihenfolge, Kroatien-Slawonien und Transsylvanien mit eingeschlossen: Armenier 3000; Deutsche 2 135 000; Juden 846 000; Kroaten 1 682 000; Magyaren 8 243 000; Roma 275 000; Rumänen 2 802 000; Ruthenen 440 000; Serben 1 049 000.

[4] Floya Anthias, Nira Yuval-Davies: Women – nation – state, in: John Hutchinson und Anthony D. Smith (Hg.): Nationalism. Critical concepts in Political Science, IV (London, New York 2002), zitiert nach Elena Mannová: Mužské a ženské svety v spolkoch, in: Gabriela Dudeková a kol.: Na ceste k modernej žene. Kapitoly z dejín rodových vzťahov na Slovensku (Bratislava 2011) 180.

[5] Ich verdanke den Hinweis zu Delacroix Nenad Marković: Nationalism and Mentality, in: Josette Baer (Hg.): From Postcommunism toward the Third Millenium (Bern 2011) 95-124, 121. Die Feminisierung der Nation wird als rhetorisches Mittel zur Mobilisierung der Männer benutzt, die die Nation militärisch verteidigen sollen; sie appelliert an die männliche Ehre, die Mutter, Schwester und Frau zu beschützen.

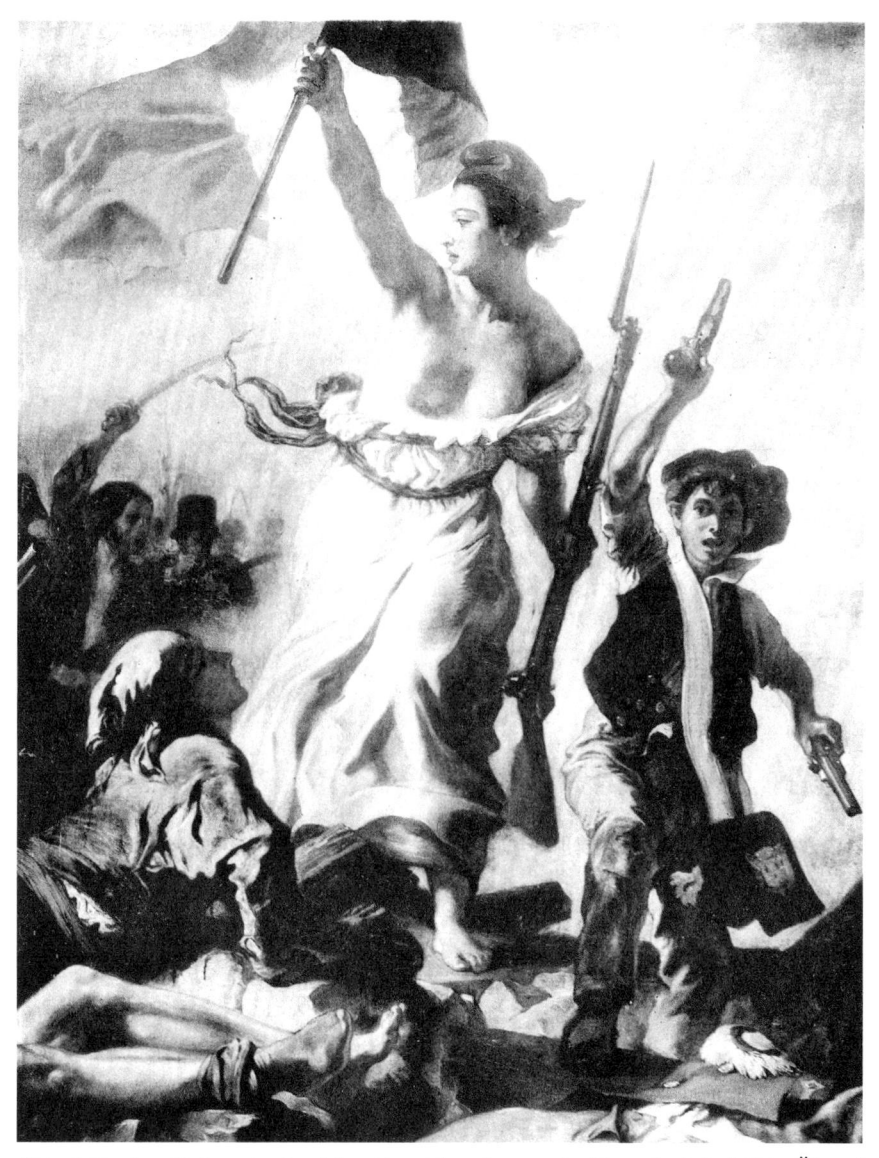

Abb. 1 Eugène Delacroix: La Liberté guidant le peuple [Ausschnitt] (1830, Öl auf Leinwand, 260 cm × 325 cm), Louvre, Paris. – Aus: Raymond Escholier: Delacroix. Peintre, Graveur, Écrivain, I: 1798-1832 (Paris: H. Floury, 1926) Tafel nach Seite 270.

werden kann. Die Metapher des Staates als menschlicher Körper entstammt der politischen Theorie von Thomas Hobbes (1588-1679). Hobbes definierte in seinem Werk *Leviathan or the Matter, Forme and Power of a Common Wealth Ecclesiasticall and Civil* (1651) den Souverän als absoluten Herrscher, der von allen Bürgern eingesetzt wird, indem sie dem Gesellschaftsvertrag zustimmen und dadurch ihrem absolutistisch regierenden Souverän durch gegenseitige Verzichtsverpflichtung Gehorsam leisten – dem Frieden und der Ordnung zuliebe, was im bürgerkriegerischen England des 17. Jahrhunderts eine schnelle und beruhigende Lösung des politischen Konflikts zu sein versprach. Das berühmte Titelblatt von Wenceslaus Hollar zeigt den Leviathan; auf das gleichnamige alttestamentliche mythologische Seeungeheuer anspielend, sind seine Beine nicht sichtbar, und die Perspektive lässt vermuten, sein Unterkörper sei im Meer verborgen, als ob er diesem entwachsen sei. Leviathan trägt Krone, Schwert und Zepter und beherrscht die britische Insel mit seinem Oberkörper, der sich aus lauter Menschen zusammensetzt (Abb. 2).

Entfernt man gedanklich Leviathans Insignien politischer Macht und versteht man die slowakische Nation als *gender-neutralen* Körper, kann die Frauenassoziation *Živena* als *tatkräftig zupackende, lindernde und stützende Hand* bezeichnet werden. Sie war nicht das Gehirn des Nationskörpers im Sinne einer politischen Elite, die Programm, Ziele und Prozeduren bestimmte; diese Aufgaben wurden ausschließlich von den männlichen Protagonisten der Nationalbewegung, den sogenannten *národovci* (nationale Erwecker, Patrioten) übernommen.

> In denjenigen Kreisen der slowakischen Intelligenz, die mit dem Programm der *Kleinarbeit* [*drobná práce*] unter die Leute gingen, fasste der Gedanke Fuß, die aufklärerische Tätigkeit zu intensivieren und pädagogisch-wissenschaftliche Literatur und Weltliteratur zu verbreiten. Einen großen Beitrag leistete die slowakische Frauenassoziation *Živena*, welche dank der prägenden Elena Maróthy-Šoltésová auch eine eigene Zeitschrift unter demselben Namen herausgab.[6]

Wenige Werke slowakischer Historiker werden ins Deutsche oder Englische übersetzt, trotz der 'samtenen Scheidung' der Tschechen und Slo-

---

[6] Dušan Kováč: Dejiny Slovenska (Praha 2007) 150. Die beste historische Gesamtdarstellung in Englisch ist Mikuláš Teich, Dušan Kováč, Martin D. Brown (Hg.): Slovakia in History (Cambridge 2011).

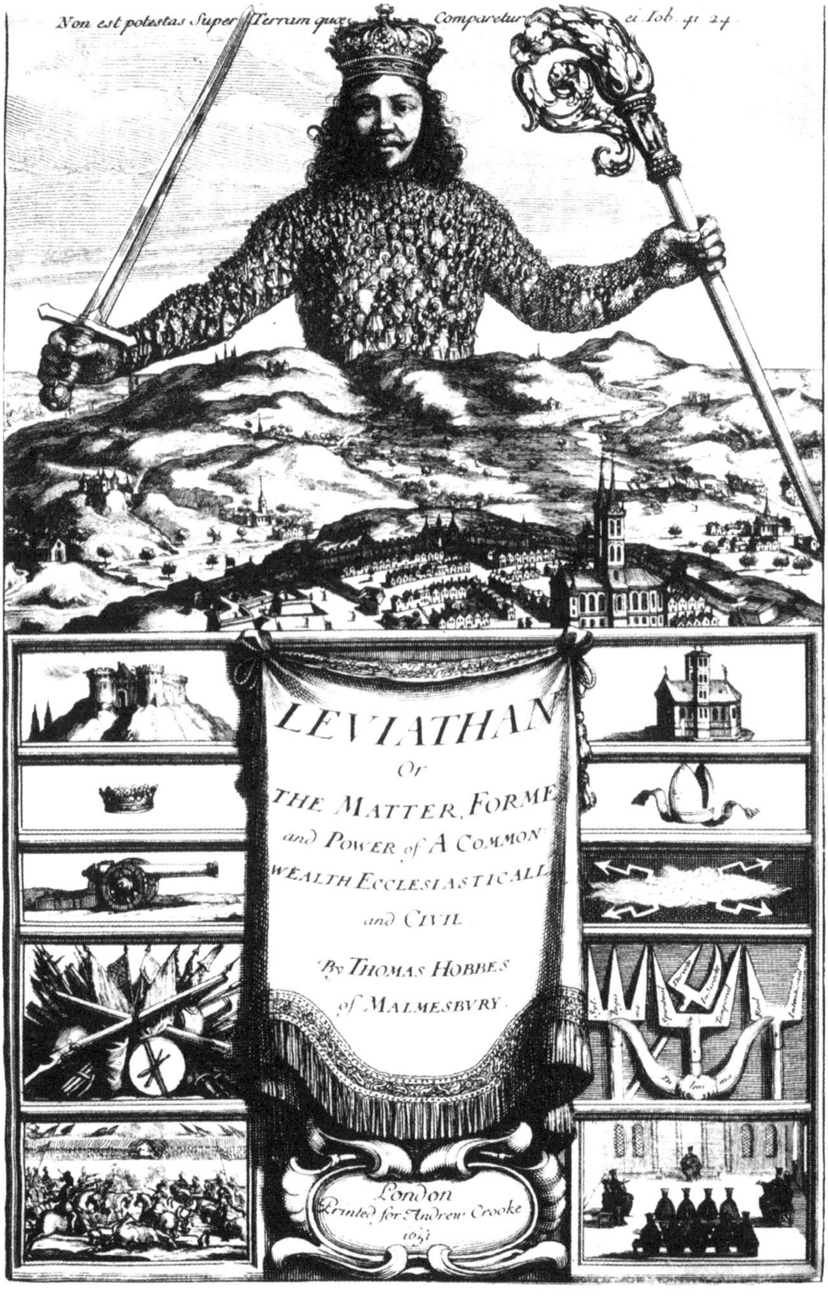

Živena – die helfende weibliche Hand? 151

Abb. 2 Thomas Hobbes: Leviathan (London 1651), Titelblatt.

waken im Jahre 1993 und damit der Entwicklung einer eigenständigen slowakischen Historiographie, die das historisch-materialistische Diktat des kommunistischen Regimes erfolgreich überwand.[7] Außerhalb des Kreises slowakischer Emigranten und Historiker ist die heute wieder existierende Frauenassoziation *Živena* wenig bekannt.[8] Ihre Mitglieder kümmerten sich um die sozialen, kulturellen und damit indirekt nationalen Belange der Slowaken. Dazu zählte auch die von der langjährigen Vorsitzenden Elena Maróthy-Šoltésová (1855-1939) angestrebte Gründung einer Mädchenschule, welche erst in der Tschechoslowakei nach 1918 realisiert werden konnte (Abb. 3).

Die *Živena* verstand sich als apolitisch, wurde jedoch als Bestandteil der slowakischen Nationalbewegung angesehen; sie basierte auf Freiwilligenarbeit und wurde von Patrioten in der Slowakei, interessierten Tschechen und Emigranten in den USA finanziert. Ihre Ziele waren: die Slowa-

---

[7] Eine Auswahl in alphabetischer Reihenfolge: Peter Brock: The Slovak National Awakening. An Essay in the intellectual history of east central Europe (Toronto, Buffalo 1976); Tatiana Ivantyšynová, Daniela Kodajová: Das slowakische Pressewesen, in: Die Habsburgermonarchie 1848-1918, VIII/2: Politische Öffentlichkeit und Zivilgesellschaft (Wien 2006) 2203-2244; Ivan Kamenec: On the trail of tragedy: the Holocaust in Slovakia (Bratislava 2007); Dušan Kováč, Arnold Suppan, Emilia Hrabovec (Hg.): Die Habsburgermonarchie und die Slowaken 1849-1867 (Bratislava 2001); Ľubomír Lipták: Changes of Changes. Society and Politics in Slovakia in the 20th Century (Bratislava 2002); Elena Mannová (Hg.): Bürgertum und bürgerliche Gesellschaft in der Slowakei 1900-1989 (Bratislava 1997); Miroslav Pekník (Hg.): Milan Hodža. Statesman and Politician (Bratislava 2007); Tibor Pichler, Jana Gašpariková (Hg.): Language, values and the Slovak nation (Bucharest, Washington D.C. 1994); Josette Baer: Revolution, Modus Vivendi or Sovereignty? The Political Thought of the Slovak National Movement from 1861 to 1914 (Stuttgart 2010).

[8] Die Assoziation wird erwähnt in Gabriela Dudeková: Geschichte der Frauenbewegung in der Slowakei bis 1918, in: Johanna Gehmacher, Natascha Vittorelli (Hg.): Wie Frauenbewegung geschrieben wird. Historiographie, Dokumentation, Stellungnahmen, Bibliographien (Wien 2009) 329-349. Siehe auch Veronika Wöhrer: Som feministka, no a čo? Versuche mit einem Schimpfwort politische Arbeit zu machen, in: Edith Saurer, Margareth Lanzinger, Elisabeth Frysak (Hg.): Womens movements. Networks and Debates in postcommunist countries in the 19th and 20th centuries (Köln 2006) 179-196. Eine ausgezeichnete Darstellung der gegenwärtigen *Gender Studies* in Mitteleuropa ist Gabriela Dudeková: Learning to crawl before we can walk. Gender in historical research (not only) in Slovakia, in: Historiography in Motion. Slovak contributions to the 21st International Congress of Historians (Bratislava, Banská Bystrica 2010) 146-167.

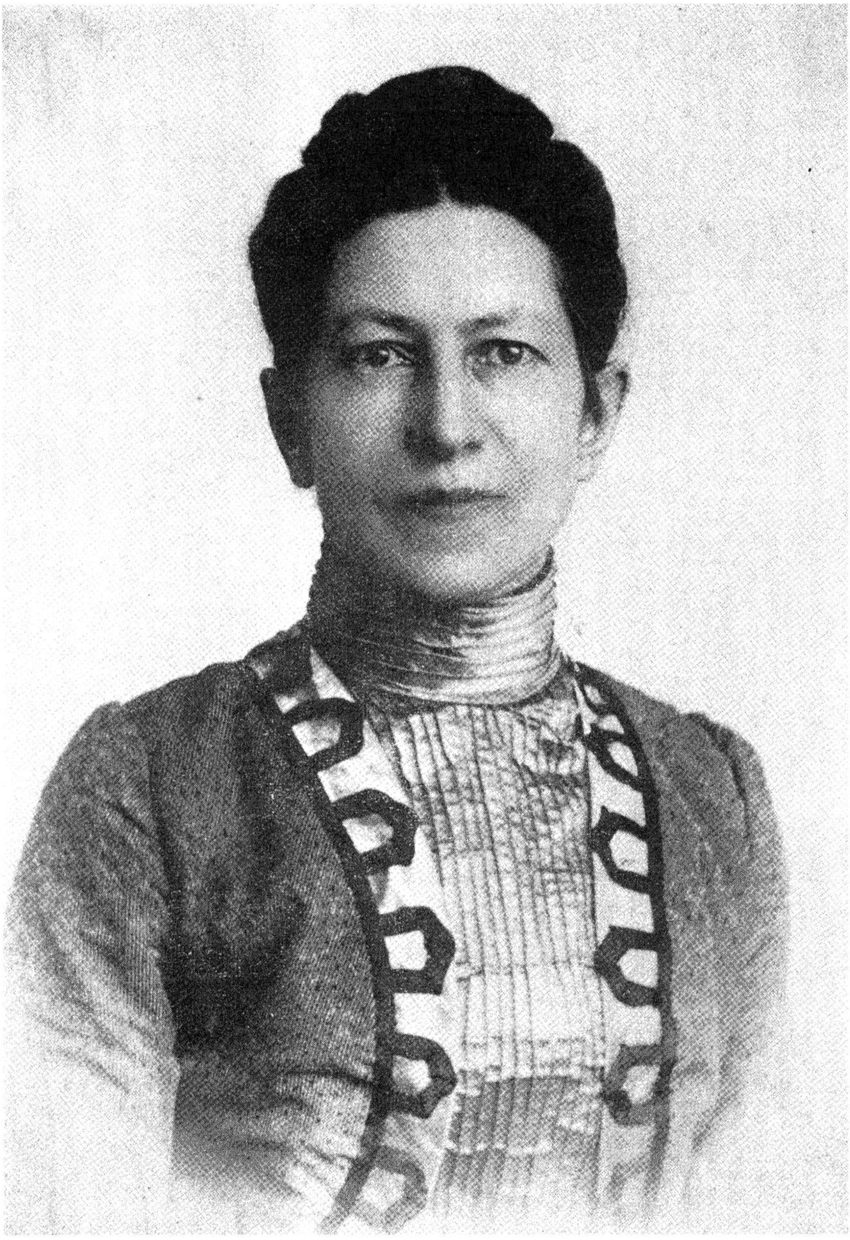

Abb. 3 Elena Maróthy-Šoltésová (1855-1939) in den 1870er Jahren. – Aus: Slovenská Národná Knižnica, Martin, Slowakei.

kinnen umfassend zu bilden, soziale Probleme wie Armut und den dadurch verursachten Alkoholismus, hauptsächlich auf dem Land vorkommend, zu bekämpfen und das kulturelle und sprachliche Überleben zu sichern. Die Aktivitäten der *Živena*, benannt nach der mythologischen slawischen Göttin der Erde *Živa*, waren dem Prinzip der Kleinarbeit (*drobná práce*) ähnlich, welche der Gründer der Tschechoslowakei, Thomas G. Masaryk (1850-1937), als Handlungsanleitung seiner nationalen Emanzipationstheorie *Die tschechische Frage* (1895) definieren sollte.⁹

Dieser Beitrag muss sich aus Gründen des Umfangs auf den Zeitraum der Jahre 1869 bis 1914, d.h. vom Gründungsjahr der *Živena* bis zum Ausbruch des Ersten Weltkrieges, beschränken. Das Erkenntnisinteresse dieses Aufsatzes liegt weder in einem theoretischen Beitrag zur Nationalismusforschung noch in einer umfassenden Studie der mitteleuropäischen Frauenbewegung im 19. Jahrhundert, sondern in einer inhaltlich klar umrissenen und zeitlich beschränkt bleiben müssenden Darstellung des Selbstverständnisses und der Tätigkeit der *Živena*. Aus den oben erwähnten Gründen verzichte ich auf langwierige Definitionen der Konzepte 'Nation', 'Nationsbildung', 'Souveränität' und 'Staatsbildung'; der interessierte Leser findet diese mit theoretischen Erläuterungen in meiner Studie zur Bedeutung des Naturrechts für die tschechoslowakische Staatsbildung.¹⁰

Kapitel I besteht aus einer kurzen Darstellung der politischen Situation in Oberungarn, d.h. des historischen Kontextes der *Živena*. Kapitel II befasst sich mit ihrem emanzipatorischen Selbstverständnis und ihren Aktivitäten. Im Schlusswort versuche ich, meine Forschungsfrage – War die *Živena* die weibliche helfende Hand der Slowaken? Was trug sie zur Demokratisierung und Emanzipation der Frauen bei? – zu beantworten.

---

9 Tomáš Garrigue Masaryk: Česká otázka. Naše nyněší krize (Praha 1990) 171. Siehe auch Roland J. Hoffmann: T. G. Masaryk und die tschechische Frage (München 1988); Radan Hain: Staatstheorie und Staatsrecht in T. G. Masaryks Ideenwelt (Zürich 1999); Josette Baer: Politik als praktizierte Sittlichkeit. Zum Demokratiebegriff von Thomas G. Masaryk und Václav Havel (Sinzheim 1998).

10 Josette Baer: Rousseau in k.k. Austria-Hungary? Natural law, positive law or Czechoslovakism as *réligion civile*? An interdisciplinary inquiry, in: Review of Central and East European Law – Law in Eastern Europe LEE, Brill Publishers, Leiden, University of Trento, Italy, Frühjahr 2012.

I. Der historische Kontext Oberungarns

Enttäuscht von früheren, ergebnislosen Bemühungen um Sprach- und Kulturautonomie im Ungarischen Königreich, kam die slowakische Nationalbewegung im Juni 1861 zu einem Treffen in Turčiansky Svätý Martin, dem heutigen Martin in der Nord-Mittel-Slowakei, zusammen. Die Delegierten verabschiedeten das *Memorandum der Slowakischen Nation*. Die vier Haupt-Forderungen waren:[11] Erstens, eine Verfassungsänderung, welche die nationale Individualität der Slowaken und das Slowakische als Kommunikationssprache im Ungarischen Königreich garantieren sollte; zweitens, die Anerkennung des slowakischen Siedlungsgebiets in Oberungarn (*Horné Uhorsko, Felvidék*) unter dem Namen *Okolie* (Landkreis, Grafschaft), welches alle *comitates* (*župy*) mit einer Mehrheit von slowakischen Bürgern vereinigen sollte; drittens, Gleichheit und Freiheit von Nationen und Sprachen, und viertens, die Solidarität mit allen nicht-magyarischen Nationen des Königreiches, namentlich den Ruthenen, Rumänen, Serben und Kroaten.[12] Die Petition wurde von Kaiser Franz Joseph I. ignoriert; wichtige Resultate der Martiner Zusammenkunft waren jedoch die Gründung der Zeitung *Peštbudínske vedomosti* (*Budapester Zeitung*) im Herbst 1861 und die Entstehung der Kulturassoziation *Matica slovenská* im Jahre 1863. Die Gründung dieser beiden wichtigen Institutionen sollte auch im gesamthabsburgischen Kontext verstanden werden, bewirkte doch das Ende des Bach'schen Neoabsolutismus im Jahre 1861 eine Entfesselung bürgerlicher Energien: nationsmobilisierende Turnvereine, Gesangsverbände, Literaturklubs und Theatergruppen wurden in allen Gebieten der Monarchie gegründet.[13] (Abb. 4)

Der österreichisch-ungarische *Ausgleich* von 1867 teilte das Habsburgerreich in Cis- und Transleithanien, benannt nach dem Grenzfluss Leitha; den Magyaren wurde durch die Ausgleichsverfassung ein Grad an Selbstbestimmung garantiert, welcher beinahe dem Status einer souveränen Eigenstaatlichkeit entsprach. Franz Joseph I. war Kaiser von Österreich und

---

[11] Memorandum národa slovenského, in: Z prameňov národa. Na pamiatku stodvatsiateho piateho výročia vzniku memoranda slovenského národa z roku 1861 (Martin 1988) 257-261.
[12] Memorandum, 258-261.
[13] E. Mannová: Mužské a ženské svety, 181-182.

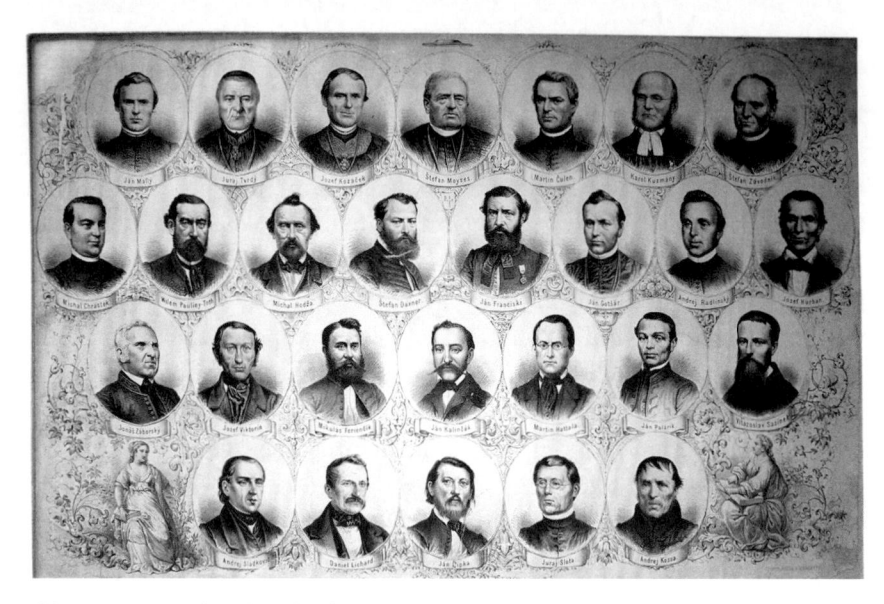

Abb. 4 Vertreter der slowakischen Nationalbewegung des 19. Jahrhunderts. – Aus: Slovenská Národná Knižnica, Martin, Slowakei.

König von Ungarn in Personalunion. Gemeinsam waren beiden Staatsteilen nur das Außenministerium, die Armee und die Finanzverwaltung.

Für die nicht-magyarischen Nationalitäten und ethnischen Gruppen kam der *Ausgleich* einem Rückzug Wiens aus Ungarn gleich; aus ihrer Perspektive waren sie nun dem sich verstärkenden magyarischen Nationalismus, der die Idee einer politischen magyarischen Nation verfolgte, schutzlos ausgeliefert. Aus der Sichtweise der Magyaren jedoch war der *Ausgleich* eine Bestätigung *ex post* der moralischen Legitimität und politischen Akkuratesse der ungarischen Reformperiode (1791-1848); die Bemühungen der Liberalen um Lajos Kossuth, Führer der 1848er Revolution, waren nicht umsonst gewesen.[14] Die Ausgleichsverfassung ermög-

---

14 Zur ungarischen Reformperiode siehe Lászlo Katus: Die Magyaren, in: Adam Wandruzska, Peter Urbanitsch (Hg.): Die Habsburgermonarchie 1848-1918, III: Die Völker des Reiches (Wien 1980) 441-488. Zur 1848er Revolution siehe István Deák: The Revolution and the War of Independence 1848-1849, in: Peter F. Sugar, Péter Hanák, Tibor Frank (Hg.): A History of Hungary (Bloomington, Indianapolis 1990). Siehe auch Tibor Pichler: 1848 und das slowakische politische Denken, in: Heiner Timmermann (Hg.): 1848

lichte den Magyaren nun freie Hand in Ungarns innenpolitischer Organisation. Die Transformation des feudalen Königreichs in eine moderne, bürokratische Staatsverwaltung erforderte eine effiziente Kommunikation in einer Sprache, dem Ungarischen. Seit der 1849 gescheiterten Revolution spielte der Liberalismus in der magyarischen Elite eine wichtige Rolle: Man versprach sich von der einheitlichen Kommunikation auch die Integration der unteren Schichten, um so eine bürgerliche Rechtsgleichheit herzustellen, die dem Projekt der *Natio Hungarica* förderlich sein würde.[15]

Die Diskrepanz zwischen Verfassungstheorie und -wirklichkeit traf die nicht-magyarischen Nationalitäten hart. Obwohl die Kroaten *de iure* den Status einer Nation im Königreich hatten, gab es in der Praxis keinen Unterschied zwischen ihnen und den Rumänen, Serben, Ruthenen und Slowaken, die diesen konstitutionellen Status nicht innehatten. Grund dafür war die magyarische Deutung des Autonomiebegriffs: Autonomie wurde nicht als Kollektivrecht, sondern als Individualrecht interpretiert.[16] Während sich die Slowaken, Kroaten, Rumänen und Serben also als Nation verstanden und die Autonomie ihrer kulturellen und Sprachen-

---

Revolution in Europa. Verlauf, politische Programme, Folgen und Wirkungen (Berlin 1999) 165-172.

[15] Ludwig von Gogolák: Ungarns Nationalitätengesetze und das Problem des Magyarischen National- und Zentralstaates, in: A. Wandruzska, P. Urbanitsch: Die Habsburgermonarchie, 1207-1303, 1242. Die französische Staatstheorie nach der Revolution von 1789 hatte einen großen Einfluss auf die Idee der *Natio Hungarica*: sie leitete den magyarischen Liberalismus ein, welcher das Konzept 'Bürger' im liberalen Sinne der politischen Rechtsgleichheit verstand. In ihrem Bestreben, die Privilegien der Aristokratie abzuschaffen, erachteten die magyarischen Liberalen im Vormärz jeden Bürger Ungarns als Ungarn, gleich welch ethnischer Herkunft er war. Der multiethnische Charakter der Länder der St.-Stephans-Krone erfuhr durch die Liberalisierungsbestrebungen der magyarischen Elite, die jedoch im ethnisch-nationalen Sinne keineswegs eine Demokratisierungsbewegung war, eine deutliche Veränderung: Im Lauf der zweiten Hälfte des 19. Jahrhunderts wurde *Natio Hungarica* immer mehr als politisch-magyarisches Ungarn aufgefasst. In der Öffentlichkeit hatte man Ungarisch zu sprechen; auch in Gebieten mit mehrheitlich nicht-magyarischer Bevölkerung wurde Ungarisch als Amtssprache eingeführt.

[16] Ľudovít Holotík: Der österreichisch-ungarische Ausgleich und die Slowaken, in: Der österreichisch-ungarische Ausgleich 1867. Materialien (Referate und Diskussion) der internationalen Konferenz in Bratislava 28.8-1.9.1967 (Bratislava 1971) 727-745, 742.

rechte forderten, noch nicht jedoch die Eigenstaatlichkeit, erachtete die magyarische Regierung sie als Gruppe von Individuen im Sinne ungarischer Bürger. Somit waren aus der Perspektive der ungarischen Verfassung die Autonomieforderungen der Nationalitäten irrelevant.

Nach der Verabschiedung des Nationalitätengesetzes im Jahre 1868 schwand der Einfluss der gemäßigten Politiker Ferenc Deák (1803-1876) und Loránd Eötvös (1848-1919); die Regierungen verfolgten bis 1914 eine harsche Assimilationspolitik. Béla Grünwald, *Župan* (Gouverneur) des Bezirks Zvolen, begründete die magyarische Sichtweise mit folgenden Worten:

> Falls wir leben wollen, müssen wir uns vermehren mittels Assimilation fremder Elemente [...] Wir müssen die Slowaken, die auf dem Territorium des ungarischen Staates leben, aus dem slawischen Körper herausziehen und sie an uns binden [...] Nicht sechs, sondern zehn Millionen Magyaren werden dann im Land sein, die leicht die übrigen drei Millionen Nichtmagyaren ausbalancieren.[17]

Die sogenannte *Lex Apponyi*, benannt nach dem Kultusminister Graf Albert Apponyi von Nagyappony (1846-1933), trat 1907 in Kraft. Nun galt Ungarisch auch in den Primarschulen als Unterrichtssprache. Die neuen Gesetze verpflichteten die Lehrer, die Schüler in einem ungarischen «patriotischen Geist»[18] zu erziehen, also eine magyarische nationale Identität anzunehmen. Man hatte sich nun als Magyare zu fühlen, nicht bloß als Bürger des Ungarischen Königreiches. Aus der Perspektive der Nationalitäten bedeutete ein solcher Identitäts-Oktroy eine massive Diskriminierung ihrer kulturellen Gebräuche und Sprachen; weshalb sollten sie sich loyal zu Staat und Regierung verhalten, die ihre eigenen nationalen Identitäten nicht respektierten?

Ein Erziehungsziel der Primarschulen war das Beherrschen des Ungarischen in Wort und Schrift am Ende der vierten Klasse, also im Alter von elf Jahren.[19] Kontrollen der Lehrer durch Schulinspektoren stellten sicher,

---

[17] Július Mésaroš: Historické determinácie slovenského národného hnutia a jeho kultúrnych snaženi v období matičnom, in: Matica slovenská v našich dejinách (Bratislava 1963) 17-18, zitiert nach Jarmila Tkadlečková-Vantuchová: Živena – spolok slovenských žien (Bratislava 1969) 31-32.

[18] D. Kováč: Dejiny Slovenska, 156.

[19] Gale Stokes demonstrierte die Bedeutung der gymnasialen Erziehung für Nationalbewegungen: Kinder entwickeln die Fähigkeit, in abstrakten Begriffen zu denken, im Alter

dass die Gesetze befolgt wurden; als Resultat stieg der Analphabetismus der nicht-magyarischen Kinder.[20] Ein Dekret aus dem Jahre 1909 ersetzte beide Liturgiesprachen, das Latein der Katholiken und das Slowakische der Lutheraner, durch das Ungarische; die Kinder beider Konfessionen lernten die Gebete in Ungarisch auswendig, ohne den Inhalt der Gottesdienste zu verstehen.[21] Zudem stellte die Regierung sicher, dass nur diejenigen konfessionellen Schulen finanzielle Unterstützung erhielten, die die Förderung des Ungarischen beweisen konnten; beruflicher Aufstieg und höheres Salär waren deutliche Anreize für das Lehrpersonal.[22] Vor dem Ersten Weltkrieg gab es in Oberungarn kein einziges Gymnasium, das in Slowakisch unterrichtete; das letzte der insgesamt vier Gymnasien war 1874 geschlossen worden.[23] Slowakische Schüler, die nicht Ungarisch sprachen und über die finanziellen Mittel zu einer höheren Ausbildung verfügten, konnten die Matura an einem deutschen Gymnasium in Österreich oder einem tschechischen in Böhmen machen. Eine Universitätsausbildung konnte in Wien auf Deutsch und ab 1882 am tschechischen Teil der Prager Karlsuniversität absolviert werden.[24] Die Magyarisierung

---

von ca. zehn bis elf Jahren. Das Konzept 'Nation' ist ein Abstraktum. Gymnasiale Ausbildung in der Muttersprache ist eine fundamentale Voraussetzung zur Entwicklung einer 'operationalen Persönlichkeit', die politische und soziale Themen verstehen und sich mit diesen auseinandersetzen kann. Gale Stokes: Cognitive style and Nationalism, in: Canadian Review of Studies of Nationalism 9/1 (1982) 1-14, zitiert nach Miroslav Hroch: Das Europa der Nationen. Die moderne Nationsbildung im europäischen Vergleich (Göttingen 2005) 102. Die fatalen Konsequenzen der fehlenden Gymnasialausbildung für «Kinder aus einer nicht herrschenden ethnischen Gruppe» waren noch nach Generationen spürbar; Hroch, 102.

20 D. Kováč: Dejiny Slovenska, 156.
21 Ebd.
22 Robert A. Kann: A History of the Habsburg Empire 1526-1918 (Berkeley 1974) 457.
23 Das erste slowakische Gymnasium wurde 1861 eröffnet, drei weitere folgten; diese Gymnasien wurden von den Slowaken selbst finanziert. Nach der Schließung wurden die Gebäude samt Inventar und Bibliotheken von den Behörden beschlagnahmt, was *de iure* und *de facto* einem massiven Diebstahl fremden Eigentums gleichkam; J. Baer: Revolution, 90-95.
24 Zur Bedeutung der Universitäten für die Nationsbildung im 18. und 19. Jahrhundert siehe Richard G. Plaschka, Karlheinz Mack (Hg.): Wegenetz europäischen Geistes. Wissenschaftszentren und geistige Wechselbeziehungen zwischen Mittel- und Südosteuropa vom Ende des 18. Jahrhunderts bis zum ersten Weltkrieg (Wien 1983); Wegenetz europäischen Geistes II. Universitäten und Studenten. Die Bedeutung studentischer

erklären die folgenden Zahlen: Im Zensus von 1900 betrug der slowakische Anteil an der transleithanischen Bevölkerung 10,4%; 1,4% der Studenten bezeichneten sich als Slowaken, 2,9% Slowaken waren in klerikalen Institutionen, 0,4% in staatlichen Institutionen und 1,2% in Industrie, Banking und Handel tätig.[25]

Wie gelang es der *Živena* bis zum Jahre 1914 zu überleben, wenn die weitaus größere und finanziell besser gestellte Kulturassoziation *Matica Slovenská* bereits 1875 dem Assimilierungsdruck zum Opfer gefallen war?

II. Selbstverständnis und Aktivitäten der Živena

Štefana Votrubová, die erste Biographin der *Živena*, begründete das Überleben der Frauenassoziation mit dem Umstand, dass sie von den Behörden einfach nicht ernst genommen wurde, handelte es sich doch aus der damaligen Sichtweise nur um ein Grüpplein von Frauen und keine gesellschaftlich-nationale Organisation.[26] Jarmila Tkadlečková-Vantuchová, die zweite Biographin der *Živena*, fand folgende Erklärung:

> Vielleicht rechneten die Behörden auch damit, dass die *Živena* aufgrund mangelnder Unterstützung durch die Slowaken einfach zerfallen würde.[27]

Die Frauenassoziation hatte, vor allem in den 1890er Jahren, durchaus mit Schikanen der Behörden zu kämpfen, aber ihren Mitgliedern gelang trotz andauernder finanzieller Engpässe ein organisatorischer Spagat, ja eigentlich die Überwindung eines Dilemmas: Sie brachten es fertig, für die gleichnamige Zeitschrift *Živena* und weitere Aktivitäten durch behutsame, aber stetige Werbung finanzielle Mittel zu beschaffen und sich gleichzeitig vor den Behörden bedeckt zu halten. Dies lässt sich mit dem Selbstverständnis der Assoziation und der führenden Mitglieder erklären.

Migrationen in Mittel- und Südosteuropa vom 18. bis zum 20. Jahrhundert (München 1987).
25 Ľudovít Holotík: Die Slowaken, in: A. Wandruszka, P. Urbanitsch: Die Habsburgermonarchie, 775-800, 792, 785.
26 Štefana Votrubová: Živena. Jej osudy a práca (Martin 1931) 21.
27 J. Tkadlečková-Vantuchová: Živena, 32.

Das Engagement der Frauen, denen es nun erlaubt war, in einem öffentlichen Raum tätig zu werden, war eng mit der Nation verbunden und somit kein rein feministisches Vorhaben im Sinne gesellschaftlicher und politischer Gleichstellung oder gar individueller Emanzipation mit dem Ziel der finanziellen Unabhängigkeit. Da es noch keinen Arbeitsmarkt für Frauen gab, war die Ausbildung von Mädchen kein Gesprächsthema.[28] Die Begriffe Feminismus und Emanzipation bedeuteten in Oberungarn etwas anderes als im industrialisierten Westeuropa:

> Das Faktum, dass die slowakische Frauenbewegung schwach und wenig entschieden bzw. viel zu gemäßigt war, zeugt eher vom Konservatismus der Verhältnisse, in denen sich die Befürworterinnen der Emanzipation bewegten, als von ihrer eigenen konservativen Orientierung. Ein sogenannt gemäßigter Feminismus, mit dem sich die slowakische Frauenemanzipation charakterisieren lassen könnte, war oft nur eine Reaktion auf die realen Gegebenheiten. Ihre Vertreterinnen waren sich zudem bewusst, dass mit der Taktik der kleinen Schritte mehr zu erreichen war als mit radikalen Taten. [...] Auch wenn in slowakischen Verhältnissen hauptsächlich am Übergang vom 19. zum 20. Jahrhundert radikale Ansichten erklangen, die die Emanzipation der Frauen forderten, hatten sie dem 'höheren Ziel', dem 'Interesse der nationalen Einheit aller slowakischen Kräfte', zu weichen.[29]

Die Ausbildung von Mädchen war in der ersten Hälfte des 19. Jahrhunderts nur in aristokratischen und wohlhabenden städtischen Familien erfolgt; die Mädchen wurden von Hauslehrern, meist armen Studenten, unterrichtet oder besuchten Kloster- oder Privatschulen.[30] Nach dem *Ausgleich* erfolgte eine Reform des ungarischen Schulwesens: Das Schulgesetz Art. 38 aus dem Jahre 1868 verankerte die allgemeine elementare Schulpflicht für Mädchen und Knaben im Alter von sechs bis zwölf Jahren in der ungarischen Verfassung, was insbesondere den Mädchen zugute kam: Es eröffnete ihnen eine bis anhin nicht zugängliche Auswahl an Schulen.[31] Die Ergänzung zu Art. 38 des Schulgesetzes im Jahre 1874 fasste die Gründung von höheren staatlichen Mädchenschulen ins Auge; 1875 wurde in Budapest die erste höhere Mädchenschule eröffnet. Diesem Mo-

---

28 Daniela Kodajová: Odborné vzdelávanie ako predpoklad a prostriedok emancipácie, in: G. Dudeková a kol.: Na ceste, 149-175, 151.
29 Gabriela Dudeková: Konzervatívne feministky? in: G. Dudeková a kol.: Na ceste, 232-256, 251.
30 D. Kodajová: Odborné vzdelávanie, 150.
31 Ebd., 153.

dell folgend wurden in Oberungarn weitere Schulen eröffnet: in Trenčín (1877), Levoča (1879), Banská Bystrica und Pressburg, dem heutigen Bratislava (1883), und Kassa, dem heutigen Košice in der Ostslowakei (1883).[32] Die Ausbildung dauerte sechs Jahre und umfasste Ungarisch, Deutsch, Französisch, Literatur, Geschichte, Mathematik, Geographie, Biologie, Chemie, aber auch traditionell weibliche Fächer wie Malerei, Handarbeit und Gesang.[33] 1896 entstand ein Mädchengymnasium in Budapest, das eine höhere Ausbildung nach dem Vorbild der von Knaben besuchten Gymnasien anbot; das Matura-Examen konnte jedoch nur an einem Knabengymnasium gemacht werden. Um die Lücken des Prüfungsstoffs, entstanden aus den unterschiedlichen Curricula, zu füllen, hatten sich die Kandidatinnen mittels externem, ergänzendem Unterricht auf die Matura vorzubereiten.[34]

Die schulische Ausbildung der Mädchen und damit eine Angleichung an die Ausbildung der Knaben entwickelte sich im Ungarischen Königreich parallel zur Entwicklung in Österreich. Was das Recht zu höherer Ausbildung betraf, waren magyarische wie auch slowakische oder rumänische Mädchen vor der Gründung der staatlichen höheren Mädchenschulen gleich benachteiligt. Im Zuge der sich verschärfenden Magyarisierung und des Deutsch-Österreichischen Nationalismus konnten sich die Anführer der Nationalbewegungen jedoch die Nicht-Integration der Frauen nicht mehr leisten; die Ausbildung der Mädchen und damit die Integration des 'schwachen Geschlechts', dem bis anhin nur Heim und Herd, oder, in finanziell bessergestellten Kreisen, 'Konversation, Klavier und Künste' als Wirkungs- und Einflussfeld zugestanden worden waren, wurde zum nationalen Anliegen. Die nicht-magyarischen Mädchen hatten jedoch den Nachteil, dass Ungarisch die allgemeine Unterrichtssprache war; eine höhere Ausbildung konnten sie nur in einer ihnen fremden Sprache erlangen.

1860 gründete Marína Hodžová (1842-1921)[35] eine *beseda* (Diskussionsklub) für Mädchen, in welchem slowakische Bücher und Gedichte

---

[32] Ebd.,154.
[33] Ebd.
[34] Ebd.
[35] Marina Hodžová war die Tochter von Michal Miloslav Hodža (1811-1870), einem evangelischen Pfarrer und Sprachwissenschafter, der mit Ľudovít Štúr (1815-1856) und

gelesen und Vorträge zur slowakischen Geschichte gehalten wurden.[36] Sie hatte fünfzig bis sechzig Mitglieder und arbeitete mit der *Matica* und dem Gymnasium in Revúca zusammen. Mit der Schließung des letzten slowakischen Gymnasiums im Jahre 1874 und der *Matica* im Jahre 1875 war auch das Ende der *beseda* besiegelt. Sie erscheint als der sprichwörtliche 'Tropfen auf dem heißen Stein', wahrnehmbar, aber nicht von Dauer. Von Dauer sollte sich eine Assoziation erweisen, die die Frauen in die nationale Bewegung integrieren, sie aber auch, im höheren Interesse der Nation, bevormunden würde.

Das Selbstverständnis und die Aktivitäten der *Živena* waren von Männern dominiert, die die Assoziation gründeten und Inhalt und Ziele definierten. Bis 1918 sollte sich diesbezüglich nichts ändern. 1869 hatte der Journalist und Redakteur Ambro Pietor (1843-1906) in Prag die Aktivitäten der tschechischen Frauenbewegung mitverfolgt: Nebst einer städtischen und einer handwerklichen Schule für Mädchen waren verschiedene Frauenvereine und auch ein amerikanischer Damenklub tätig.[37] Bis zu 1500 Personen besuchten die Vorlesungen und Veranstaltungen dieser Vereine. Pietor warb für seine Idee einer slowakischen Frauenorganisation mit mehreren Artikeln in der *Budapester Zeitung* und im *Nationalen Herald* (*Národny hlasník*). Seine Argumentation hört sich auf den ersten Blick bevormundend an, man sollte ihn aber aus seiner Zeit heraus verstehen:

> Mein Ziel ist es, die Aufmerksamkeit meiner teuren Nation auf eines der wichtigsten Themen zu lenken, welches in unserem öffentlichen Leben noch nicht einmal zur Sprache gekommen ist. Es ist die Frage: 'Wie ist dem geistig zurückgebliebenen weiblichen Geschlecht zu helfen?' Dem weiblichen Geschlecht mangelt es an Aufklärung, dieser Grundlage allen moralischen Lebens der Nationen [...] Und wenn ich mich schon daran machte, nach dem Grunde dieses Mangels zu suchen, würde ich ihn nicht dem weiblichen Geschlecht zuschreiben, sondern dem männlichen und herrschenden Teil der Welt, denn dieser trägt die größte Schuld daran, dass die zweite Hälfte der Nationen in der Aufklärung so sehr zurückblieb und dass das gemeinsame familiäre Leben eine solch traurige Entwicklung nimmt.[38]

Jozef Miloslav Hurban (1817-1888) zu den Mitbegründern der slowakischen Schriftsprache im Jahre 1843 gehörte.
[36] J. Tkadlečková-Vantuchová: Živena, 17-18.
[37] Ebd., 18.
[38] Pešťbudínske vedomosti, 1869, no. 4, zitiert nach J. Tkadlečková-Vantuchová: Živena, 18.

Pietor verfasste die Statuten der Assoziation und gab ihr den Namen *Živena*; anlässlich der jährlichen nationalen Feierlichkeiten in Turčiansky Sv. Martin fand am 4. August 1869 die erste Vollversammlung statt, an der der leitende Ausschuss und die Delegierten gewählt wurden. Die *Živena* war als überkonfessionelle und die gesamte Slowakei integrierende Assoziation konzipiert: Die Gleichheit der Mitglieder wurde nicht als Geschlechtergleichheit, sondern als Gleichheit des sozialen Status verstanden.[39] Bei der Gründung waren 63 weibliche Mitglieder, der berühmte Dichter und Politiker Viliam Paulíny-Tóth (1826-1877), sowie eine Institution, die Sonntagsschule von Petrovec, anwesend. Als Ziele wurden die Ausbildung und Erziehung von Mädchen, die Gründung von weiteren Assoziationen im ganzen slowakischen Sprachgebiet sowie die Unterstützung von Frauen in Armut genannt. Es war vor allem der Einfluss der Mütter, auf den großer Wert gelegt wurde, denn sie sollten die Kinder in einem «christlichen, nationalen und aufklärerischen Geist»[40] erziehen. Die 25 Gründungsmitglieder erster Kategorie bezahlten 50 Goldtaler, die 40 zweiter Kategorie 25.

Finanziell war die *Živena* in äußerst schwierigen Verhältnissen. Die Beiträge der Mitglieder wurden dazu benutzt, auch Artikel mit emanzipationsfeindlich-konservativem Inhalt zu publizieren. Zudem herrschte, insbesondere nach der Schließung und Enteignung der *Matica,* ein stetiger Zweifel, ob es sich noch lohne, den nicht unbeträchtlichen Mitgliederbeitrag zu bezahlen, konnten die Behörden die Assoziation doch jederzeit schließen und ihre Kasse beschlagnahmen. Das Mitglied Klema Ruppeldtová schrieb der damaligen Vorsitzenden Elena Maróthy-Šoltésová im Jahre 1895:

> Ich hoffe, dass Sie es mir nicht als Frechheit vorwerfen, wenn ich offen meine Meinung kundtue – um welche mich niemand gefragt hat –, dass ich grundsätzlich heute nicht für eine Bezahlung [des Mitgliederbeitrages, add. JB] bin: damit sie uns noch mehr wegnähmen?[41]

---

[39] Daniela Kodajová: Živena – spolok slovenských žien, in: G. Dudeková a kol.: Na ceste, 215-232, 219.
[40] Ebd., 220.
[41] T. Suchá: Živena v rokoch 1869-1918 (dipl. Práca) 29, zitiert nach J. Tkadlečková-Vantuchová: Živena, 34.

Die Mitglieder waren sich durchaus bewusst, dass ihre finanziellen Beiträge rechtlich nicht abgesichert waren. Man könnte von einer Rechtssicherheit sprechen, die entlang der magyarisch-ethnischen Linie verlief; Rechtssicherheit hatte der, der der magyarischen Interpretation des ungarischen Zentralstaates das Wort sprach. Die finanziellen Schwierigkeiten der *Živena* zeigten sich deshalb hauptsächlich im sozialen Bereich: Entgegen ihrer Zielsetzung hatte sie keine Mittel zur Finanzierung des geplanten medizinischen Untersuchungsraums noch eines Waisenhauses. Ihre Hilfestellung beschränkte sich auf unregelmäßig erfolgende Wohlfahrt wie Geschenkbazare zu Weihnachten, die Vergabe von Büchern und Kleidern an Bedürftige und kleinere finanzielle Aushilfen.[42] Elena Maróthy-Šoltésová beschrieb die Lage der Assoziation mit den Worten: «Sterben wollte sie nicht, leben durfte sie nicht.»[43] Eine Folge des ungarischen Vereinsgesetzes war zudem die territoriale Begrenzung: Ursprünglich als nationale Organisation konzipiert, welche alle Distrikte des slowakischsprachigen Oberungarn vernetzen sollte, war es den nationalen Vereinen wie der *Živena* verboten, Filialen zu eröffnen.

Die Eröffnung einer höheren Mädchenschule gymnasialen Typus, eines der Hauptziele der Assoziation, konnte erst in der Tschechoslowakischen Republik realisiert werden. Auch eine Haushaltschule (*gazdinská škola*), welche die Mädchen im Kochen, Nähen und Haushalten unterrichten sollte, wurde bis 1918 nicht gestattet. Während der fünfzig Jahre ihrer Existenz bemühte sich die Assoziation in mehreren Anläufen – 1884, 1899 und 1910 –, von den Behörden eine Bewilligung für eine solche Schule zu erhalten, und sie hatte auch die erforderliche Summe bereit, scheiterte aber aus politischen Gründen.[44]

Was die Befreiung und Gleichstellung der Frauen betraf, waren die Publikationen der *Živena* kontraproduktiv, veröffentlichten sie doch emanzipationsfeindliche Artikel, meist von Männern verfasst.[45] Für die allgemeine und nationale Erziehung der Frauen waren die Zeitschrift und die Publikationen der Buchdruckerei jedoch sehr wichtig (Abb. 5 u. 6).

---

42 J. Tkadlečková-Vantuchová: Živena, 34.
43 Š. Votrubová: Živena, 22, zitiert nach J. Tkadlečková-Vantuchová: Živena, 33.
44 D. Kodajová: Živena, 220.
45 Ebd.

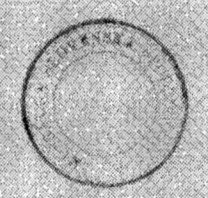

Abb. 5 Cover des ersten Hefts der Zeitschrift *Živena* (1910).

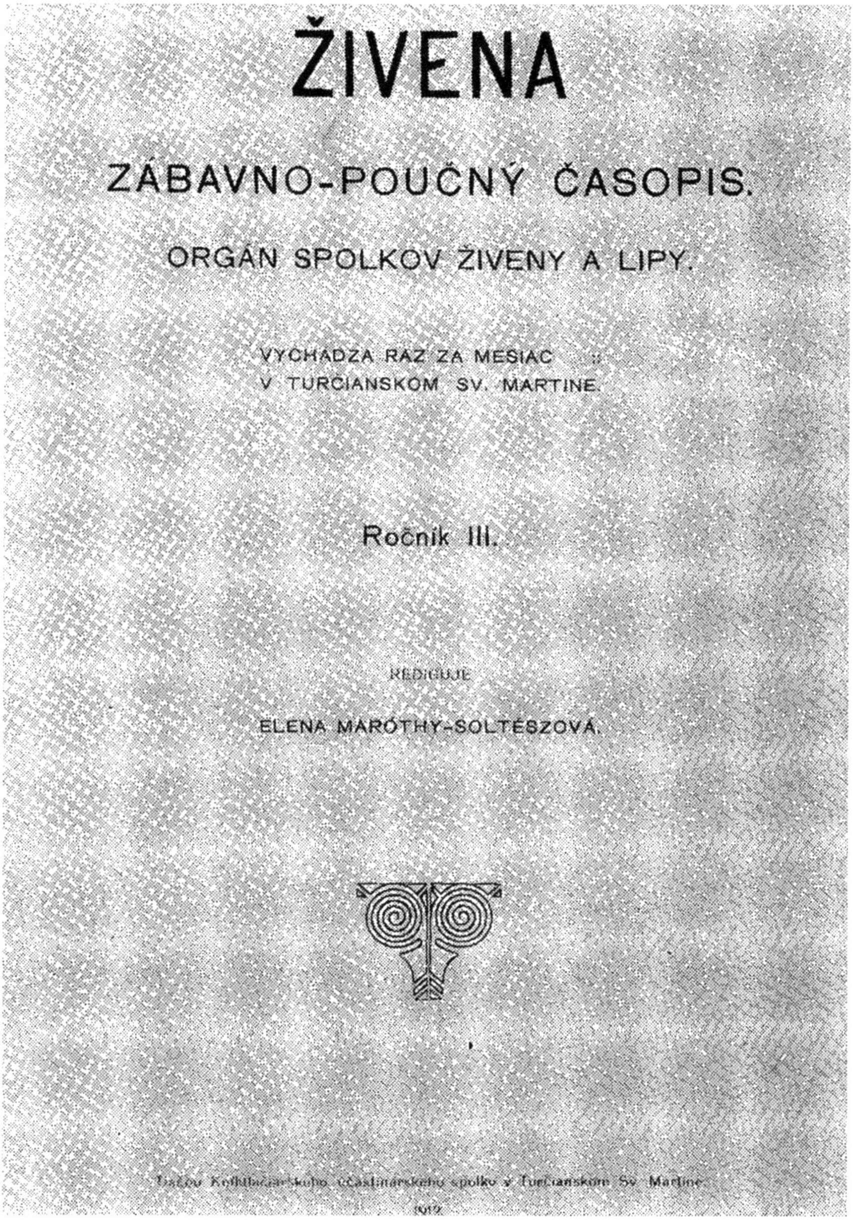

ŽIVENA

ZÁBAVNO-POUČNÝ ČASOPIS.

ORGÁN SPOLKOV ŽIVENY A LIPY.

VYCHÁDZA RAZ ZA MESIAC
V TURČIANSKOM SV. MARTINE.

Ročník III.

REDIGUJE

ELENA MARÓTHY-SOLTÉSZOVÁ.

Abb. 6 Cover der Zeitschrift *Živena* (1919).

Obgleich man, aus der heutigen Sicht, die Ziele, Organisation und Aktivitäten der Assoziation kritisch zu beurteilen vermag, sollte man sich doch ihre politische Situation vergegenwärtigen. Der Feminismus war noch nicht populär; dies war aber weniger den Frauen als den Männern zuzuschreiben, die sich gegen eine Modernisierung der Frau wehrten, insbesondere gegen die Anerkennung ihres Rechts auf Bildung und öffentliche Aktivitäten. 1872 schrieb der Philosoph Pavel Hečko über die

> sogenannte Emanzipation der Frauen, das heißt, ihre Befreiung von der männlichen Beherrschung im öffentlichen Leben [...] Vielleicht wird es auch solche Träumer geben, die die Frauen gerne von der lenkenden Ordnung der Ehe und des Haushaltes befreien würden, was jedoch jedem vernünftigen Menschen als Unsinn und antichristliches Bestreben ins Auge springen muss.[46]

Die traditionelle christliche Sichtweise propagierte die Beziehung zwischen Mann und Frau als eine moralische; die Frau war dem Mann untertan, da sie seit Anbeginn des Christentums als potentielle Zerstörerin der guten natürlichen Ordnung galt. Die Emanzipation der Frauen wurde in diesem Sinne als eine Störung der christlich-moralischen Ordnung, ja des Gleichgewichts der Geschlechter angesehen, nicht als eine rechtliche Forderung.[47] Dieser Konservatismus, der die *Živena* bis 1918 dominieren sollte, war keineswegs konfessioneller Provenienz, sondern der traditionellen christlichen Sicht der Frau zuzuschreiben; diesbezüglich unterschieden sich Lutheraner und Katholiken nicht, auch wenn im leitenden Ausschuss der Assoziation die fortschrittsfreudigeren Lutheraner dominierten, die im Gegensatz zu den Katholiken die Scheidung als rechtlich unproblematisch ansahen. Als im Jahre 1897 der konservative Dichter und Schriftsteller Svetozár Hurban Vajanský (1847-1916, Abb. 7), der 1900 auch Chefredakteur der konservativen Nationalzeitung (*Národnie Noviny*) werden sollte, das Generalsekretariat der *Živena* übernahm, kam es zwischen ihm und der Vorsitzenden Elena Maróthy-Šoltésová zu offenen Konflikten. Obwohl sie selbst die Emanzipation in einem moralischen Sinn verstand und nicht als politische Forderung, wehrte sie sich gegen Vajanskýs verklärende Sicht der Frauen als 'Vestalin' der Familie.

---

[46] Pavol Hečko: Určenie ženy, v duchu a v svetle kresťanskej pravdy uvážené, in: Živena. Národní almanach I (1872) 131-167, zitiert nach D. Kodajová: Živena, 220.

[47] J. Tkadlečková-Vantuchová: Živena, 24.

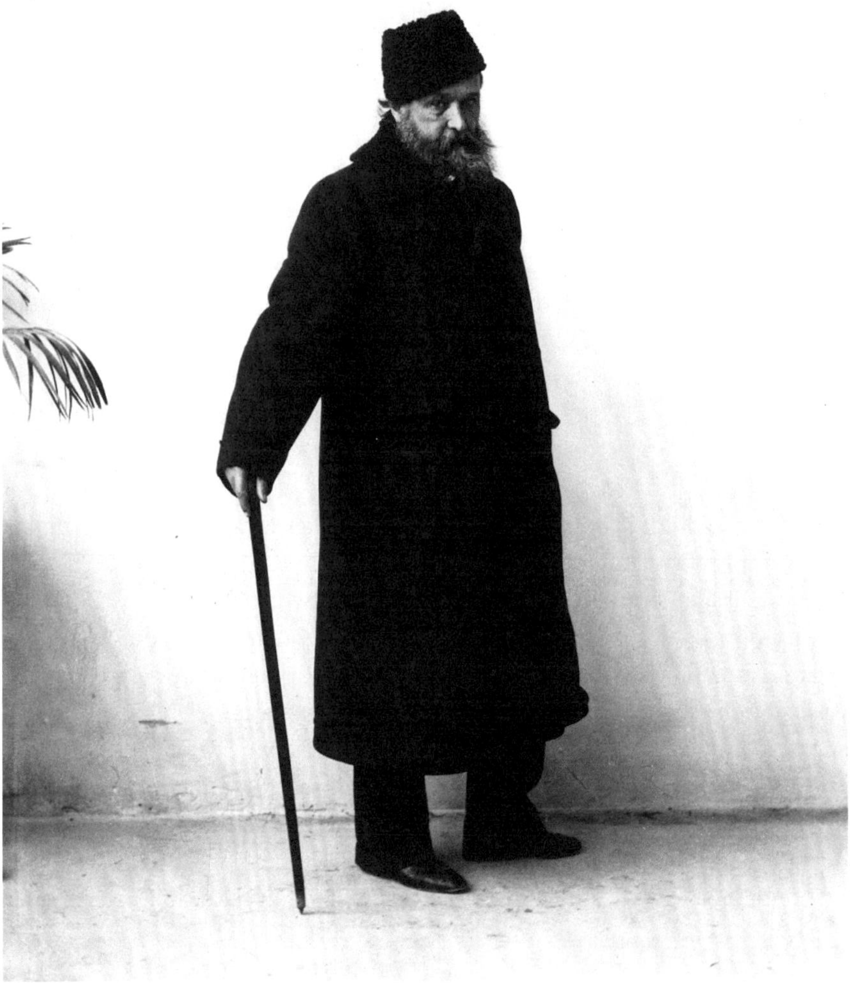

Živena – die helfende weibliche Hand? 169

Abb. 7 Svetozár Hurban Vajanský (1847-1916). – Aus: Slovenská Národná Knižnica, Martin, Slowakei.

Vajanský, der hinter jeglicher Modernisierung sozialistisches und somit gottloses Gedankengut vermutete, hatte die Assoziation und Maróthy-Šoltésová unter Kontrolle. Er kritisierte die Texte und Gedichte, die Frauen bei der Redaktion einreichten, als oberflächlich und von tiefem künstlerischem Niveau. Er kenne nur zwei Arten von Frauen: die ideale Frau, die praktisch und im Haushalt gebildet sei – und die Emanze.[48]

Charakteristisch für die Assoziation war ihre Stabilität: Vorsitzende blieben relativ lange im Amt, Vajanský zum Beispiel zweiundzwanzig Jahre, die Grundidee änderte sich kaum, und die Publikationen erfreuten sich unter den Frauen großer Beliebtheit. Als Fortführerin der Tradition der *Matica* war sie von außen gesehen die einzige noch existente slowakische Institution, trotz interner Konflikte und finanzieller Schwierigkeiten. Mit der Gründung der Tschechoslowakischen Republik sollte für die *Živena* ein neues Zeitalter beginnen, denn sie wurde finanziell und organisatorisch von Dr. Alice Masaryková, der Tochter des Präsidenten und Vorsitzenden des Tschechoslowakischen Roten Kreuzes, unterstützt.

Schlusswort

War die *Živena* die weibliche helfende Hand der Slowaken? Was trug sie zur Demokratisierung und Emanzipation der Frauen bei?

Diese Fragen können auf zwei Weisen beantwortet werden: Erstens aus einer politisch-historischen Perspektive und zweitens aus der Sicht des Feminismus. Die historische Interpretation lässt den Schluss zu, dass die Assoziation tatsächlich eine *helfende Hand* war, denn ihre Mitglieder versuchten trotz immenser finanzieller und politischer Schwierigkeiten, die Slowakinnen zu bilden und für die slowakische Nationalbewegung zu mobilisieren und auch die Not durch karitative Tätigkeit etwas zu lindern. Ihre Existenz war dem jahrzehntelangen tüchtigen und umsichtigen persönlichen Einsatz der Mitglieder zu verdanken, paradoxerweise aber

---

[48] D. Kodajová: Živena, 220. Vajanskýs Antifeminismus betraf jedoch nicht seine Familie: Seine Tochter Olga besuchte das teure Smolny-Institut für höhere Töchter in St. Petersburg, welches durch die finanzielle Unterstützung russischer Slawophilen ermöglicht wurde.

auch dem Antifeminismus der Behörden, die die *Živena* als national-politischen Verein nicht ernst genug nahmen.

Aus feministischer Sicht war sie jedoch wenig erfolgreich, denn sie vermochte es nicht, die Emanzipation der Slowakinnen voranzutreiben, brachte keine neuen Initiativen und begnügte sich damit, Serviceleistungen im Dienst der Nation zu übernehmen.[49] Aufgrund der auch von den weiblichen Funktionären geteilten Ansicht, dass die Emanzipation der Frauen mit dem Los der Nation verknüpft war, waren ihre Aktivitäten begrenzt. Zudem waren es Männer gewesen, die die Initiative zur Gründung und dann Inhalt und Ziele der Assoziation vorgegeben hatten. Es gab noch wenige slowakische Frauen, die sich in der internationalen Frauenbewegung engagierten; sie kooperierten hauptsächlich mit tschechischen Frauenvereinen. Die generell konservative Grundhaltung verband die Tätigkeit der Frauen mit dem zeitgenössischen Ideal des Weiblichen, das sich im Spannungsfeld von «Glauben, Einfachheit, Dienstfertigkeit, Fleiß und auch Passivität» bewegte.[50] Man sollte die *Živena* jedoch abschließend aus ihrer Zeit heraus zu verstehen versuchen: Demokratisierungsbestrebungen wie zum Beispiel das Frauenwahlrecht wurde in Ungarn im Zuge der Verhandlungen der Wahlrechtsreform erst im Jahre 1905 diskutiert. Das Hauptziel der Nationalbewegung war die Änderung des politischen Systems, welches das Nebenprodukt der Modernisierung der Frau gegen die Dominanz der Männer hervorbrachte. Die *Živena* war jedoch über fünf Jahrzehnte existent: Sie war eine Stütze der slowakischen Nation, eine helfende weibliche Hand.

---

[49] D. Kodajová: Živena, 229.
[50] Ebd., 230.

Der nackte Körper und die Frage nach der Wahrheit
Bemerkungen zu Degas, Nietzsche und Heidegger[1]

WOLFGANG ROTHER

«Was ist Wahrheit?» – mit dieser Frage endet das Verhör Jesu durch den römischen Statthalter Pontius Pilatus. «Und als er das gesagt hatte, ging er wieder hinaus», heißt es im Johannesevangelium.[2] Wieso ging Pilatus hinaus? Wollte er es vielleicht gar nicht so genau wissen? Und wieso antwortete Jesus ihm nicht? Wollte er es ihm nicht sagen? Nun, auf die Frage seines Jüngers Thomas nach dem Weg zu Gott hatte Jesus sich selbst als die Wahrheit bezeichnet: «Ich bin der Weg und die Wahrheit und das Leben».[3] Die Wahrheit als eine konkrete Person, ein Ich? Das scheint doch recht weit von dem entfernt zu sein, was uns philosophische Wahrheitstheorien lehren. Für Aristoteles stellt sich die Frage nach der Wahrheit als erkenntnistheoretisches Problem: «Das Wahre und das Falsche» liege nicht «in den Dingen», «sondern im Denken».[4] In dieser Auffassung liegt der Ursprung der bis in die Neuzeit weithin anerkannten Korrespondenztheorie der Wahrheit, die Thomas von Aquin dem jüdischen Philosophen Isaak Israeli zuschreibt, die aber in Wirklichkeit aus der arabischen Philo-

---

[1] Der vorliegende Aufsatz ist die überarbeitete Fassung eines Vortrags, gehalten am 6. Juni 2011 im Museum Langmatt, Baden, anlässlich der Ausstellung «Baden» (8. Mai bis 10. Juli 2011): «Vielleicht ist die Wahrheit ein Weib, das Gründe hat, ihre Gründe nicht sehen zu lassen?» Ein philosophischer Blick auf Degas' «Nu au rideau jaune» (um 1885/86).
[2] Joh 18,38.
[3] Joh 14,6.
[4] Aristoteles: Metaphysik, VI 4, 1027 b25-27.

sophie des Mittelalters stammt.[5] Sie lautet: «veritas est adaequatio rei et intellectus»,[6] Wahrheit ist die Übereinstimmung des Dinges und des Verstandes oder – wie Heidegger dieses auf Richtigkeit verengte Wahrheitsverständnis fasst – «Wahrheit ist die Angleichung der Sache an die Erkenntnis» bzw. «die Angleichung der Erkenntnis an die Sache».[7] Nietzsches 'Definition' hingegen – «Vielleicht ist die Wahrheit ein Weib, das Gründe hat, ihre Gründe nicht sehen zu lassen?» – scheint an jene kryptisch-rätselhafte neutestamentliche Redeweise von der konkreten Personalität der Wahrheit anzuknüpfen. Die Wahrheit – eine Frau? Vielleicht sogar eine nackte Frau? Wahrheit und Nacktheit – diese Assoziation erscheint durchaus nicht unplausibel zu sein.

«Wahrheit ist ein nacktes und offenes Tageslicht, das nicht die Masken und den Mummenschanz und das Schaugepränge der Welt zeigt», schrieb Francis Bacon 1625.[8] Demaskieren, Enthüllen, das Erkenntnisobjekt «von seinen äußeren Formen unterscheiden und ihm gleichsam die Kleider auszuziehen, um es nackt zu betrachten», ist auch die Methode, die Descartes 1641 in der zweiten *Meditation* empfiehlt.[9] Die Kleider sind Hülle und Schein, das Äußerliche, das die darunterliegende Wahrheit – den Körper – verdeckt und den Erkennenden, wenn er das Verdeckte nicht ent-deckt, in die Irre führt.

Edgar Degas' um 1885/86 entstandener «Weiblicher Akt» («Nu de femme», Abb. 1), ein Pastellbild, das zur Sammlung des Museums Langmatt, Baden, gehört, zeigt uns eine Nackte, die sich im Sinne des cartesischen Wahrheitsverständnisses ihrer Kleider entledigt hat. Aber die Wahrheit ist nicht nur als nackt, sondern auch als unverfälscht und rein zu

---

5   Jan A. Aertsen: Wahrheit (B. Hochmittelalter), in: Historisches Wörterbuch der Philosophie, XII (Basel 2004) 65.
6   Thomas von Aquin: De veritate, q. 1, art. 1.
7   Martin Heidegger: Vom Wesen der Wahrheit, in: Wegmarken [= Gesamtausgabe, I. Abt., IX] (Frankfurt am Main 1976) 180.
8   «Truth is a naked and open day-light, that doth not shew the masks and mummeries and triumphs of the world». Francis Bacon: Essays or councels, civil and moral (1625), in: Works, ed. James Spedding, Robert Leslie Ellis, Douglas Denon Heath (London 1857-1874, ND Stuttgart-Bad Cannstatt 1963, ²1989) VI 377.
9   «[…] ab externis formis distinguo, & tanquam vestibus detractis nudam considero». René Descartes: Meditationes de prima philosophia (1641), in: Œuvres, éd. Charles Adam, Paul Tannery (Paris ²1996) VII 32.

denken. Das weiße Tuch links auf dem Bild verweist auf diesen Aspekt der Wahrheit. Die Nackte hat gebadet und lässt unseren Blick auf ihren gereinigten, reinen und wahren Körper fallen. Wahrheit als nackte Wahrheit ist also immer auch die reine Wahrheit. Die Orte der Nacktheit und zumal der Körperpflege sind privat, intim, hinter dem Vorhang. Doch dieser ist – ein weiterer Aspekt der Nacktheit – auf unserem Bild zurückgezogen und lässt den Blick frei auf den nackten Körper. Mit dem Vorhang ist die letzte Hülle gefallen. «Und [siehe,] der Vorhang im Tempel zerriss in zwei Stücke»,[10] berichten die Evangelisten Matthäus und Markus nach dem Tode dessen, der sich als die Wahrheit bezeichnete. Mit dem Zerreißen des Vorhangs ist der Blick frei auf das verborgene Allerheiligste. Diese Hinweise lassen es zumindest als plausibel und jedenfalls als reizvoll erscheinen, Degas' «Nu de femme» als Versuch einer Thematisierung der Wahrheitsfrage zu lesen – zumal Degas selbst in einem Brief an de Valernes die Kunst als eine spezifische Darstellung der Wahrheit bestimmt: «die Wahrheit verzaubern, ihr den Schein des Wahnsinns verleihen».[11]

Die folgenden Ausführungen verstehen sich als philosophische Bildbetrachtung. Mit der Bezeichnung 'philosophisch' will ich zum einen die Methode meiner Untersuchung und zum anderen ihren Gegenstand umreißen. Das heißt, *erstens* soll damit der weitgehende Verzicht auf kunstwissenschaftliche Analysen und kunsthistorische Klassifizierungen angezeigt werden. Diese Selbstbescheidung mag eine Einschränkung darstellen, aber sie kann den Blick auf das Bild auch befreien. Als philosophisch lässt sich dieser Blick *zweitens* angesichts des in ihm nach meiner Ansicht verhandelten Themas bezeichnen: die Frage nach der Wahrheit, die bekanntlich zu den Grundfragen der Philosophie gehört. Zum Vorgehen: Ich werde zunächst versuchen, dieses Bild zu beschreiben, d.h. in Worten zu vergegenwärtigen, was wir ohnehin sehen, aber vielleicht auch übersehen haben. Was wir sehen, ist uns nicht immer klar. Die vergegenwärtigende Beschreibung dient der Klärung – und zeigt zugleich die Grenzen der Klärung und des Verstehens auf. So wird die Beschreibung in eine Befragung des Bildes münden. In weiteren Schritten werde ich dann versu-

---

[10] Mt 27,51; Mk 15,38.
[11] Degas an de Valernes, Paris, 26. Oktober [1890], zit. Wilhelm Schmid (Hg.): Wege zu Edgar Degas (München 1988) 117.

chen, mich dem Bild über Nietzsche und Heidegger zu nähern, um meine These zu erläutern, dass sich in Degas' «Nu de femme» nichts Geringeres als eine künstlerische Thematisierung der Wahrheitsfrage finden lässt. Hintergrund dieser These ist ein auf Hegel rekurrierendes Verständnis von Kunst, Religion und Philosophie als spezifischen kulturellen Produktions- und Wissensformen, die die gleichen Inhalte auf unterschiedliche Weise zur Darstellung bringen: die Kunst in der unmittelbaren Anschauung, die Religion in vermittelter Vorstellung oder als Glauben und die Philosophie im Medium des Denkens.[12] Wie der religiöse Mythos kann auch das Kunstwerk in einen philosophischen Logos übersetzt, das Bild wie ein Text gelesen werden. Aber schauen wir es uns jetzt erst einmal an.

Degas' «Nu de femme» (ca. 1885/86)

Das Bild (Abb. 1) zeigt eine nackte Frau, die auf dem Boden sitzt. Im Hintergrund links ist das Gelb der Sitzfläche und Armlehne eines weichen Plüsch-Fauteuils oder vielleicht auch einer Chaiselongue zu sehen. Am äußersten linken Rand ist etwas Weißes erkennbar, das als Tuch gedeutet werden kann, mit dem die Sitzfläche bedeckt ist. Gut den dritten Teil der Bildfläche nimmt ein schwer wirkender Vorhang ein, der in einem etwas dunkleren, kräftigeren Gelb gehalten ist als das Polstermöbel auf der linken Bildseite. Dass er Falten wirft, deutet darauf hin, dass er zurückgezogen wurde, aber nicht ganz. Im Unterschied zu den weichen Konturen des gelben Möbelstücks markiert der Vorhang – zumindest auf der linken Seite – eine scharfe und klare Trennlinie.

Die nackte Frau zeigt sich dem Betrachter von der Seite. Ihr Körper ist nach hinten gebeugt, gestützt auf ihre Arme, von denen nur der rechte sichtbar ist. Das rechte Bein ist zum größten Teil hinter dem gelben Vorhang verdeckt, das linke Bein scheint nach hinten abgewinkelt zu sein. Nur vom linken Bein lassen sich – und dies nur undeutlich und inein-

---

12 Vgl. die letzte «Abteilung» in G. W. F. Hegel: Enzyklopädie der philosophischen Wissenschaften, III: Die Philosophie des Geistes (1830) = Werke in zwanzig Bänden, X (Frankfurt am Main 1970): «Der absolute Geist» mit den drei Kapiteln «Die Kunst», «Die geoffenbarte Religion», «Die Philosophie».

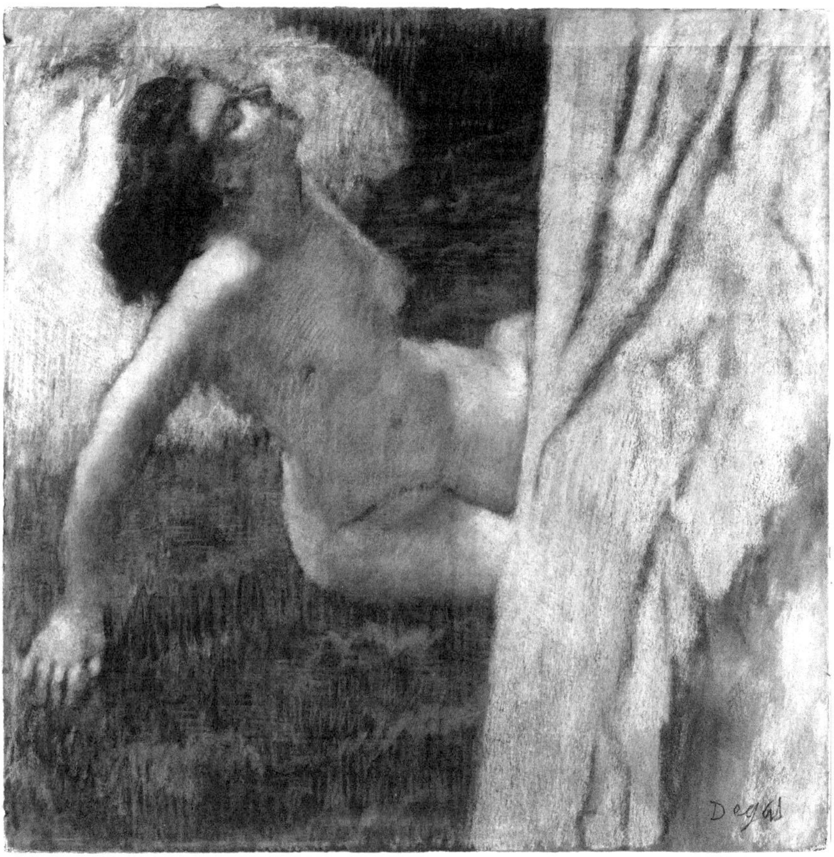

Der nackte Körper und die Frage nach der Wahrheit 177

Abb. 1 Edgar Degas: Weiblicher Akt (Nu de femme), um 1885/86. Pastell auf Papier, auf Karton aufgezogen. – © Museum Langmatt, Stiftung Langmatt Sidney und Jenny Brown, Baden.

ander übergehend – Unterschenkel und Ansätze des Fußes erkennen. Die weitgehende Verdeckung der Beine durch den Vorhang, die Abwinkelung des linken Beines und der Lichtfall auf den linken Oberschenkel führen zu einer optischen Vergrößerung des Beckenbereichs. Dieser bildet unzweideutig das Zentrum des Bildes. In diesem Zentrum schneiden sich die Grenzlinien zwischen Leisten und Oberschenkeln mit der Linie, die die beiden Oberschenkel bilden. Der Schnittpunkt dieser klaren Linien ist der geometrische Mittelpunkt des Bildes – die weibliche Scham.

Die Pose der Nackten deutet ein in Liegen übergehendes Sitzen an. Dieser Eindruck wird durch die Haltung von Kopf und Nacken verstärkt, die mehr noch als der Oberkörper nach hinten gerichtet sind; die Linie der klar konturierten Nase weist leicht nach oben. Die Nackte trägt das dunkelbraun, leicht rötlich schimmernde, mittellange Haar offen, das frei nach hinten über die Schultern fällt. Degas scheint eine Vorliebe für dunkelbraunes Haar gehabt zu haben und war fasziniert vom offenen, natürlichen Frauenhaar.[13] In einem Notizheft findet sich Ende der 1860er Jahre der Eintrag: «Ich kann mich zum Beispiel leicht einer bestimmten Haarfarbe entsinnen, weil sie mich an die Farbe polierten Nussbaumholzes oder von Flachs oder von Kastanienbaumrinde erinnert, echtes Haar mit seiner Glätte und Leichtigkeit oder seiner Härte und Schwere.»[14] Von einem Modell wird die Aussage zitiert: «Degas ist ein merkwürdiger Herr, er hat vier Stunden der Sitzung damit zugebracht, mich zu kämmen.»[15] Zurück zu unserem Bild: Die Augen der Nackten scheinen geschlossen zu sein, ebenso ihr Mund. Das Licht fällt auf ihren rechten Oberarm, ihren Handrücken, die Stirn- und Wangenpartie, auf die Rundung ihres Gesäßes und auf den linken Oberschenkel. Augen und Mund liegen im Schatten, so dass kein Gesichtsausdruck erkennbar ist.

Die Nackte sitzt oder liegt zwischen kräftiggelbem Vorhang und weichgelbem Postermöbel auf dem Boden, dessen Materialität nicht leicht zu bestimmen ist. Er scheint flauschig zu sein; die durch den Pinselstrich erzeugte Struktur mag an Grashalme eines Rasens erinnern. Jedenfalls scheint es sich um einen weichen Teppich zu handeln. Marianne Karabelnik hat im Langmatt-Katalog darauf hingewiesen, dass Degas den Boden später «mit roten Strichen» überarbeitet habe – ich würde eher sagen: mit rot- oder rostbraunen Strichen, die, wie es scheint, die Tönung der Haare

---

13 Werner Hofmann: Degas und sein Jahrhundert (München 2007) 225. Vgl. die Abb. ebd., 224, 227, 228-229, 234, 235, 245, 248, 249. Vgl. auch die Abb. bei Götz Adriani: Edgar Degas. Pastelle, Ölskizzen, Zeichnungen (Köln 1984) 61 = Abb. 181, 65 = Abb. 186; bei Bernd Growe: Edgar Degas 1834-1917 (Köln 1991) 81, 86, 90, 91, 92-93; bei Richard Kendall (Hg.): Edgar Degas. Leben und Werk in Bildern und Briefen (München 1988) 137; bei W. Schmid: Wege zu Edgar Degas, 191, 193; bei Denys Sutton: Edgar Degas. Leben und Werk (München, Fribourg 1986) 105, 233, 241, 244, 245, 248, 250.
14 Notizheft 22 u. 23, zit. R. Kendall: Edgar Degas, 36.
15 D. Sutton: Edgar Degas, 239.

aufgreifen. Mit dieser Überarbeitung, von der wir aufgrund der Fotografie eines früheren Stadiums des Bildes wissen, und die durch eine «wilde und dekorative» Strichführung gekennzeichnet ist, erreicht Degas, wie Karabelnik schreibt, eine Kontrastierung «zum fein ausgeführten Pastellauftrag des Körpers».[16] Die 'wilden' rostbraunen, zum Teil breitflächigen Pinselstriche bilden mit ihrem horizontalen Verlauf einen Kontrast zur vertikalen Gräserstruktur. Sie bringen auf diese Weise Bewegung und Spannung in ein an sich ruhiges Arrangement und laden die Genre-Szene auf subtile Weise erotisch auf.

Schwer zu deuten ist schließlich eine schwarz-grau-weiß-bläulich gehaltene Fläche am unteren rechten Bildrand, auf der der Künstler seine Signatur angebracht hat. Die Fläche korrespondiert diagonal mit der weißen Fläche am oberen linken Bildrand, die wir als Tuch gedeutet haben. Sie könnte dem Raum vor dem Vorhang zugeordnet werden. Unklare Umrisse könnten den rechten Unterschenkel der nackten Frau andeuten. So deutlich sich das Geschehen hinter dem zurückgezogenen Vorhang zeigt, so unklar ist die Sicht auf den Ort *vor* dem Vorhang – die Sicht auf den Ort des Sehenden. Wer ist der Sehende, wer sind die Sehenden? Der bildimmanente Sehende sieht, ohne gesehen zu werden; er ist unsichtbar. Mit der Wahl des grammatischen *genus masculinum* setze ich voraus, dass die bildimmanente Person vor dem Vorhang ein Mann ist. Aber es könnte natürlich auch eine Frau sein. Der Künstler, selbst ein Mann, lässt das offen. Aber nehmen wir den Künstler, der sich und seine Position im Bild durch seine Signatur zu erkennen gibt, in den Blick. Er ist der erste bildexterne Sehende, d.h. der Sehende außerhalb des Bildes, der als Einziger den wirklichen Körper, die Frau, die er gemalt hat, in der Stellung, wie sie sich uns jetzt auf dem Bild präsentiert, wirklich gesehen hat, und der – sich vom Anfang bis zum Ende beim Malen zusehend – als Erster das fertige Bild dieser nackten Frau so gesehen hat, wie wir es jetzt sehen.

---

[16] Marianne Karabelnik: Edgar Degas 1834-1917. Weiblicher Akt, Um 1885-86, später überarbeitet, in: Eva-Maria Preiswerk-Lösel (Hg.): Ein Haus für Impressionisten. Das Museum Langmatt. Stiftung Sidney und Jenny Brown, Baden. Gesamtkatalog (Ostfildern-Ruit 2001) 152.

Die Differenz zwischen dem Blick des Künstlers auf das nackte Modell und unserem Blick auf das geschaffene Bild des nackten Modells hat René Magritte 1929 als «Trahison des images», als «Verrat der Bilder» bezeichnet – Sie kennen jenes Bild einer Pfeife, unter dem der Satz steht «Ceci n'est pas une pipe», «Das da ist keine Pfeife». Man kann darin eine problematisierende Verbildlichung und Diskussion eines strukturalistischen Zeichenmodells sehen: Die Nackte, die wir auf dem Bild sehen, ist gar keine Nackte, ceci n'est pas une femme nue, sondern ein mit Pastellfarben gearbeitetes bildliches Zeichen, das eine auf dem Boden sitzend-liegende nackte Frau hinter einem zurückgezogenen gelben Vorhang darstellt und das wir als Sehende auch so interpretieren, wie die gesprochenen oder geschriebenen Wörter «nackte Frau hinter einem zurückgezogenen gelben Vorhang» ebenfalls ein entsprechendes Gedankenbild in uns erzeugen, das allerdings weniger eindeutig ist als das Degas'sche Bild aus Pastellfarben. Aber es wäre zu einfach, wenn man Magrittes «Trahison des images» reduzierte auf die semiotische Problematik des Verhältnisses von *signifiant*, also dem Bildzeichen, das in seiner Zeichenhaftigkeit auf etwas anderes verweist, und *signifié*, also dem Bezeichneten, auf das das Bildzeichen verweist, d.h. dem 'außerbildlichen Original', also jener Nackten, die sich vor rund 125 Jahren als Aktmodell auf dem Teppich im Atelier von Edgar Degas malen ließ. Ohne hier auf die vielfältigen Interpretationsversuche der Magritte'schen «Trahison des images» einzugehen,[17] darf man voraussetzen, dass es Magritte um mehr als eine Reflexion des Verhältnisses von Original und Abbild ging. Die zentrale Frage der «Trahison des images» wie vielleicht sogar die zentrale Frage des Bildes überhaupt ist die Frage nach der Wirklichkeit und damit nach der Wahrheit. Das Bild bildet nicht nur – oder vielleicht nicht einmal – die Wirklichkeit ab, zu der es vielmehr in einem paradoxen Spannungsverhältnis steht, sondern es konstituiert auch – und wohl in erster Linie – eine neue Wirklichkeit. Das Bildzeichen verweist also nicht in erster Linie auf jenes bestimmte 'außerbildliche Original', auf jene Nackte, die Degas Modell

---

17 Philosophisch interessant etwa der Versuch von Michel Foucault: Ceci n'est pas une pipe: deux lettres et quatre dessins de René Magritte (Montpellier 1973). – Dt.: Dies ist keine Pfeife. Mit zwei Briefen und vier Zeichnungen von René Magritte, übers. Walter Seitter (München 1974, 1994, 2006).

gestanden hat, sondern es erzählt vielleicht eine Geschichte oder denkt einen Gedanken, der wie ein Text zu lesen und zu interpretieren ist.

Auf diese Weise erscheinen nach dem unsichtbaren und unbekannten bildimmanenten Sehenden, der zur Geschichte gehört, die das Bild erzählt (wenn es denn wirklich eine Geschichte erzählt), und dem ersten bildexternen Sehenden, nämlich dem Künstler, der das lebendige Modell gesehen und das Bild geschaffen hat und uns die Geschichte erzählt, schließlich als Drittes jene Sehenden, die wie wir jetzt die abgebildete Nackte sehen und – wenn wir nicht nur Sehende, Voyeure bleiben wollen – die Geschichte zu verstehen suchen, die uns Degas erzählen will.

Welche Geschichte will (uns) Degas erzählen? So deutlich eindeutig das Bild zu sein scheint, so undeutlich vieldeutig ist die Geschichte, wenn es denn wirklich eine Geschichte ist. Wer ist überhaupt die abgebildete Nackte? Ist es eine ehrenwerte Dame aus dem Pariser Bürgertum? Die Herrin des Hauses? Die Tochter? Oder die Geliebte des Hausherrn? Oder gar eine Prostituierte? Wieso sitzt die Nackte auf dem Boden? Hat sie gerade ein erfrischendes Bad genommen? Die Morgen- oder die Abendtoilette gemacht? Ihre Haare gewaschen, die sie nun an der Luft trocknen lässt? Dies wäre eine mögliche Erklärung für die Haltung des Kopfes. Oder wartet sie auf ihren Gemahl? Auf ihren Liebhaber oder ihre Liebhaberin? Oder auf einen Freier? Wieso schließt sie ihre Augen? Rekreation oder Meditation nach dem Bad? Genuss des Augenblicks? Freudige oder sehnsuchtsvolle Erwartung des Liebhabers oder der Liebhaberin? Was ist das für ein weißes Tuch auf dem Fauteuil oder der Chaiselongue? Ein Badetuch? Oder wird sie sich gleich auf den Fauteuil setzen? Oder auf die Chaiselongue legen? Um einen Mittagsschlaf zu halten? Oder um ein Schäferstündchen zu genießen? Was ist das überhaupt für ein Zimmer, in dem die Nackte sitzt? Ein Boudoir? Eine Kammer in einem Stundenhotel oder einem Bordell? Wieso gibt es hier einen Vorhang? Wer steht hinter dem Vorhang? Steht überhaupt jemand hinter dem Vorhang?

Fragen über Fragen, die uns aber auch daran zweifeln lassen können, ob das Bild überhaupt eine Geschichte erzählt. Es macht zwar Andeutungen, die aber undeutlich bleiben. Fragen über Fragen, die mit Hilfe kunsthistorischer Untersuchungen und insbesondere nach einem Blick auf das künstlerische Schaffen Degas' vielleicht Antworten und Klärungen herbeiführen könnten. So ließe sich zum Beispiel für das Genre der Boudoir- und Toilettenmalerei eine Vielzahl von Werken Degas' anführen.[18] Man könnte in diesem Zusammenhang auf den Japonismus hinweisen:[19] Degas war ein «Verehrer» der japanischen Holzschnitte, zu deren beliebten Motiven Geishas und Kurtisanen beim Bad und bei der Körperpflege gehörten.[20] Der «weibliche Körper», der für Degas «eine lebenslange Obsession»[21] darstellte, war für den Künstler «Synonym für das Leben».[22] Seine Aufmerksamkeit galt insbesondere dem «mit sich selbst befassten Körper».[23] George Moore, ein Zeitgenosse Degas', deutete dessen Bemerkung zu seiner Darstellung der Frau, die ihren Körper reinigt – «Das menschliche Tier, das sich mit sich selbst beschäftigt; eine Katze, die sich leckt» –, deutete dieses Sich-mit-sich-selbst-Beschäftigen als Darstellung des zu Selbstbewusstsein erwachten Tierischen.[24] Den Blick auf die Frau bei der Toilette charakterisierte Degas selbst als voyeuristisch: «Es ist, als ob man durch ein Schlüsselloch guckt», sagte er zu George Moore.[25] Aber dieser Voyeurismus ist ein Blick auf die uninszenierte, private und intime Wirklichkeit, auf die Wahrheit in ihrer Alltäglichkeit, die durch den fremden Blick gestört würde. Das Schlüsselloch erscheint so als die Bedingung der Möglichkeit eines unverstellten Blicks auf die Wahrheit. Degas zu George Moore: «Bisher sind Akte immer in Posen gemalt worden, die ein Publikum voraussetzen, aber meine Frauen sind ehrliche,

18 Zahlreiche Beispiele in W. Hofmann: Degas und sein Jahrhundert, 225-260. – Vgl. auch G. Adriani: Edgar Degas, 69 = Abb. 189, 88 = Abb. 212, Abb. 156, 179, 180, 182, 184, 185, 187, 188, 190, 191, 210, 211, 213, 214, 215, 216, 217; R. Kendall: Edgar Degas, 182, 183, 188, 189, 190, 191, 252, 253, 254, 255, 256, 257, 258, 259, 260, 261, 276, 277, 278, 279, 280, 281, 283, 284, 285; D. Sutton: Edgar Degas, 232, 233, 234, 235, 236, 237, 238, 239, 240, 241, 244, 245, 248, 249, 250, 303; Rudolf Velhagen, Zuzana Haefeli (Hg.): Baden (Baden/Schweiz, Museum Langmatt 2011) 16 Abb. 4; 62.
19 Dazu z.B. Yujiro Shinoda: Der Einzug des Japanischen in die französische Malerei. Hokusai und Degas, in: W. Schmid: Wege zu Edgar Degas, 288-297, R. Velhagen, Z. Haefeli: Baden, 16, 62.
20 G. Adriani: Edgar Degas, 73.
21 W. Hofmann: Degas und sein Jahrhundert, 145.
22 G. Adriani: Edgar Degas, 55.
23 W. Hofmann: Degas und sein Jahrhundert, 225.
24 «La bête humaine qui s'occupe d'elle-même; une chatte qui se lèche». George Moore: Degas, in: W. Schmid: Wege zu Edgar Degas, 37. Original: Degas. The Painter of Modern Life, in: Magazine of Art 13 (1890).
25 G. Moore: Degas, 37; G. Adriani: Edgar Degas, 89; zit. R. Kendall: Edgar Degas, 311.

einfache Menschen, die an nichts anderem interessiert sind als an ihrem körperlichen Zustand. Hier ist wieder eine. Sie wäscht sich die Füße.»[26] Jener unverstellte Blick auf die Wahrheit wird durch den bewussten Verzicht auf Traditionsrekurs erreicht. Degas zu einem Freund: «Sie sehen, wie die Zeiten sich geändert haben. Vor zwei Jahrhunderten hätte ich die 'Susanna im Bade' gemalt, jetzt male ich bloß eine 'Frau in einer Wanne'.»[27]

Degas versteht den weiblichen Akt als Dekonstruktion eines kulturellen Konstrukts, als freilegenden Blick auf die unmittelbare, 'animalische' Körperlichkeit. Er zeige die Frauen, zitiert ihn sein Freund Georges Janniot, «ohne ihre Koketterie, im Zustand von Tieren, die sich säubern!»[28] Als müsse er sich dafür entschuldigen, sagte er 1917 in einem Gespräch mit Walter Sickert: «Ich habe die Frau vielleicht zu sehr als ein Tier angesehen».[29] Degas' Blick auf den weiblichen Körper ist nicht misogyn – gegen die landläufige Charakterisierung Degas' als Frauenverächter hat zuletzt Werner Hofmann Einspruch erhoben,[30] und Götz Adriani attestiert Degas ein taktvolles Darstellen der Frau: «Diese Körper sind nackt, aber nicht bloßgestellt.»[31] Degas liegt jegliche «männliche Brutalität» fern, es geht ihm, so Werner Hoffmann, «um die jenseits von Scham und Schamlosigkeit sich mitteilende Selbstvergessenheit der Frau im Bad und bei der Toilette».[32] Degas' Lust des Blicks, seine Schaulust,[33] die dabei gänzlich frei von jeglicher Lüsternheit ist und dem weiblichen Körper mit einer «fast zärtlichen Rücksichtnahme»[34] begegnet, seine Kultivierung

---

26 G. Moore, a.a.O., G. Adriani, a.a.O.; zit. R. Kendall, a.a.O.
27 R. Kendall, a.a.O., 318.
28 Georges Jeanniot: Souvenirs de Degas (1933), zit. R. Kendall, a.a.O., 299.
29 «J'ai peut-être trop considéré la femme comme un animal». Walter Sickert: Degas, in: The Burlington Magazine 31 (1917) 185, zit. W. Hofmann: Degas und sein Jahrhundert, 240, 312; R. Kendall: Edgar Degas, 318.
30 W. Hofmann: Degas und sein Jahrhundert, 69. Vgl. auch D. Sutton: Edgar Degas, 227: Man hat Degas' Junggesellentum nicht nur mit Frauenverachtung, sondern auch mit Homosexualität und Impotenz in Zusammenhang gebracht. Vgl. auch D. Sutton, a.a.O., 254: er war kein «Weiberfeind», sondern ein «Kenner».
31 G. Adriani: Edgar Degas, 89.
32 W. Hofmann, Degas und sein Jahrhundert, 33.
33 Vgl. Wilhelm Schmid: Exerzitien der Existenz, in: W. Schmid: Wege zu Edgar Degas, 389-395 u. 397-400.
34 G. Adriani: Edgar Degas, 55.

nicht eines neugierigen und sexuell konnotierten,[35] sondern eines vielmehr begierdelosen, diskreten Voyeurismus, an dem er uns Mitschauende teilhaben lässt, hat etwas in hohem Maße Reflektiertes und Distanziertes – das Gesehene und Begehrte wird nicht berührt, es gibt keinen Körperkontakt. Die Wahrheit wird nüchtern und sachlich betrachtet; wir werden nicht von ihr ergriffen, sondern wollen sie begreifen.

«Vielleicht ist die Wahrheit ein Weib?»

«Vielleicht ist die Wahrheit ein Weib, das Gründe hat, ihre Gründe nicht sehen zu lassen?» Dieser Satz steht am Schluss der zweiten Vorrede zur *Fröhlichen Wissenschaft*, die Nietzsche mit Ort und Datum versieht: Ruta bei Genua, im Herbst 1886.[36] Die zweite Auflage der *Fröhlichen Wissenschaft* erschien im darauffolgenden Jahr. Es kann daher aus Gründen der Chronologie ausgeschlossen werden, dass Degas, der seinen «Nu de femme» vermutlich 1885/86 malte, Nietzsches Wort von der Wahrheit als Weib kannte, wie es auch absolut unwahrscheinlich ist, dass Nietzsche, der sich 1885/86 in Nizza, Venedig, Sils-Maria, Naumburg, Leipzig, München, Florenz und im Oktober 1886 dann in Ruta an der Ligurischen Küste aufgehalten hat, Degas' Pastellbild kannte. Die suggestive Verbindung zwischen Nietzsches Wahrheitsdefinition und Degas' «Nu de femme» hat also keine historische Grundlage. Was Nietzsches Wort und Degas' Bild verbindet, ist erstens die nahezu identische Entstehungszeit: Beides sind Werke, die in der gleichen geistigen Atmosphäre entstanden sind. Und zweitens verbindet sie das gleiche Motiv: die nackte Frau – ein Motiv, das allerdings weder Degas noch Nietzsche erfunden haben,

---

[35] Denys Sutton sieht sich veranlasst festzuhalten, dass Degas' Schlüssellochdiktum (vgl. G. Moore: Degas, 37) nicht als Voyeurismus im Sinne einer sexuellen Vorliebe interpretiert werden darf (D. Sutton: Edgar Degas, 231).

[36] Die letzten anderthalb Seiten dieser zweiten Vorrede – in: Kritische Studienausgabe, hg. von Giorgio Colli und Mazzino Montinari, III (München 1988) 351-352 (ab «Oh wie Einem nunmehr der Genuss zuwider ist […]» bis zum Schluss) – finden sich praktisch wörtlich ebenfalls im Epilog zu Nietzsches Schrift *Nietzsche contra Wagner. Aktenstücke eines Psychologen*, in: ebd., VI 438-439.

denn schon in Cesare Ripas *Iconologia* wird die Wahrheit als (nackte) Frau dargestellt.[37]

Meine These, dass Nietzsches Wort ein Schlüssel für das Verständnis des Degas'schen «Nu de femme» sein könnte, steht aus positivistisch-historischer Sicht natürlich auf wackligen Füßen, aber sie ist nicht nur suggestiv und reizvoll, sondern unter dem Vorbehalt des 'Vielleicht', den Nietzsche für sein Sprachbild reklamiert – «Vielleicht ist die Wahrheit ein Weib …» – meines Erachtens durchaus vertretbar.

Werfen wir zunächst einen Blick in die Vorrede zur zweiten Ausgabe der *Fröhlichen Wissenschaft*. Nietzsche bezeichnet darin diese neue, eben die 'fröhliche' Wissenschaft als die «Saturnalien eines Geistes», der feiert, isst und ausgiebig trinkt, nachdem er hoffnungslos krank war und nun plötzlich «von der Hoffnung auf Gesundheit, von der T r u n k e n h e i t der Genesung» beseelt wird.[38] Die *Fröhliche Wissenschaft* versteht sich als Abrechnung mit der philosophischen Tradition, die bestimmt wurde von «kranken Denkern».[39] Die Krankheit der Philosophie diagnostiziert Nietzsche in der – durchaus psychoanalytisch zu verstehenden – Verdrängung des Körperlichen:

> Die unbewusste Verkleidung physiologischer Bedürfnisse unter die Mäntel des Objektiven, Ideellen, Rein-Geistigen geht bis zum Erschrecken weit – und oft genug habe ich mich gefragt, ob nicht, im Grossen gerechnet, Philosophie bisher überhaupt nur eine Auslegung des Leibes und ein M i s s v e r s t ä n d n i s s des Leibes gewesen ist.[40]

---

37 Cesare Ripa: Iconologia. Die Erstausgabe (Roma 1593) dieses bis weit ins 18. Jahrhundert in ganz Europa verbreiteten Werkes erschien ohne Abbildungen. Die Wahrheit ist hier sowohl als weiß gekleidete Frau vorgestellt («Donna, risplendente, & di nobile aspetto, uestita di color bianco pomposamente») wie auch als Halbverschleierte und als Nackte («Fanciulla, ignuda, con alcuni Veli bianchi d'intorno»; «Ignuda»; «Giovanetta, ignuda») (Roma 1593, 284-286; ebenso Padoua 1611, 530-531; Venetia 1645, 666). In späteren Ausgaben ist sie nackt abgebildet – mit (zusätzlich) neuer Beschreibung: «Una bellissima donna ignuda» (Padoua 1611, 529-530; Venetia 1645, 665-666). – Den Hinweis auf Ripa verdanke ich Alice Thaler, deren demnächst abgeschlossene Zürcher Dissertation *Von ontologischen Dualismen des Bildes* einen Abschnitt über die «Verità» bei Ripa enthält.
38 F. Nietzsche: Die fröhliche Wissenschaft, in: ebd., III 345.
39 Ebd., 347.
40 Ebd., 348.

Die Wahrheitsfrage erscheint vor diesem Hintergrund gewissermaßen als die Lebenslüge der bisherigen Philosophie, die Nietzsche unter den Generalverdacht stellt, dass es ihr «gar nicht um 'Wahrheit', sondern um etwas Anderes, sagen wir um Gesundheit, Zukunft, Wachsthum, Macht, Leben ...» ging.[41] In diesem Kontext einer radikalen Kritik am Wahrheitsanspruch bisheriger Philosophie vergleicht Nietzsche die Wahrheit mit einer Frau. Hören wir das Wort von der Wahrheit als Weib im Zusammenhang:

> Nein, dieser schlechte Geschmack, dieser Wille zur Wahrheit, zur «Wahrheit um jeden Preis», dieser Jünglings-Wahnsinn in der Liebe zur Wahrheit — ist uns verleidet: dazu sind wir zu erfahren, zu ernst, zu lustig, zu gebrannt, zu tief ... Wir glauben nicht mehr daran, dass Wahrheit noch Wahrheit bleibt, wenn man ihr die Schleier abzieht; wir haben genug gelebt, um dies zu glauben. Heute gilt es uns als eine Sache der Schicklichkeit, dass man nicht Alles nackt sehn, nicht bei Allem dabei sein, nicht alles verstehn und «wissen» wolle. «Ist es wahr, dass der liebe Gott überall zugegen ist?» fragte ein kleines Mädchen seine Mutter: «aber ich finde das unanständig» — ein Wink für Philosophen! Man sollte die S c h a m besser in Ehren halten, mit der sich die Natur hinter Räthsel und bunte Ungewissheiten versteckt hat. Vielleicht ist die Wahrheit ein Weib, das Gründe hat, ihre Gründe nicht sehen zu lassen? Vielleicht ist ihr Name, griechisch zu reden, Baubo? ... Oh diese Griechen! Sie verstanden sich darauf, zu l e b e n : dazu thut Noth, tapfer bei der Oberfläche, der Falte, der Haut stehen zu bleiben, den Schein anzubeten, an Formen, an Töne, an Worte, an den ganzen Olymp des Scheins zu glauben! Diese Griechen waren oberflächlich — a u s   T i e f e ! Und kommen wir nicht eben darauf zurück, wir Wagehalse des Geistes, die wir die höchste und gefährlichste Spitze des gegenwärtigen Gedankens erklettert und uns von da aus umgesehn haben, die wir von da aus h i n a b g e s e h n haben? Sind wir nicht eben darin — Griechen? Anbeter der Formen, der Töne, der Worte? Eben darum — Künstler?[42]

Hatte Nietzsche der philosophischen Tradition gerade noch vorgeworfen, 'unbewusst' 'physiologische Bedürfnisse unter die Mäntel des Objektiven, Ideellen, Rein-Geistigen' zu verbergen, will er selbst jetzt gar nicht mehr so genau wissen, was sich unter der 'Verkleidung' findet. Der 'Wille zur Wahrheit', den er als 'Jünglings-Wahnsinn' diffamiert, ist ihm 'verleidet'. Nietzsche proklamiert also fröhlich den Verzicht auf die Frage nach der Wahrheit, ja, den Verzicht auf Erkenntnis der Wahrheit. Aber dieser

---

[41] Ebd., 349.
[42] Ebd., 352.

Verzicht wird subtil begründet. Wenn Nietzsche sagt, dass er 'nicht mehr daran glaube, dass Wahrheit noch Wahrheit bleibt, wenn man ihr die Schleier abzieht', dann scheint zur Wahrheit ihre Verschleierung zu gehören. Die nackte Wahrheit ist nicht nur unschicklich, unverschämt, obszön, sondern sie hat ihre Qualität als Wahrheit verloren. Aber was sehen wir, wenn der Schleier weggerissen ist? Was zeigt sich hinter dem Vorhang? Bei Degas zeigt sich eine Nackte. Liegt dort die nackte Wahrheit?

«Vielleicht ist die Wahrheit ein Weib, das Gründe hat, ihre Gründe nicht sehen zu lassen? Vielleicht ist ihr Name, griechisch zu reden, Baubo? ...» Auf Nietzsches Vorbehalt des 'Vielleicht' habe ich bereits hingewiesen. Wenn er mit Sicherheit wüsste, dass die Wahrheit ein Weib ist, wüsste er, was er gar nicht wissen will, da es ihm ja 'als eine Sache der Schicklichkeit' gilt, nicht alles 'verstehn' und 'wissen' zu wollen. Aber was für eine Frau ist die Wahrheit? Sie hat Gründe, ihre Gründe nicht sehen zu lassen. Das ist etwas anderes als der Satz: Sie lässt ihre Gründe nicht sehen. Beide Sätze anerkennen den Satz vom Grund. Der Satz vom Grund – «nihil est sine ratione, nichts ist ohne Grund» bzw. in seiner «positiven» Fassung «omne ens habet rationem, jedes Seiende hat einen Grund» – ist ein philosophischer Grundsatz.[43] Er ist das Prinzip logischer und ontologischer Rationalität. In logischer Hinsicht sagt der Satz vom Grund, dass eine Aussage nur dann Gültigkeit, Wahrheit beanspruchen kann, wenn sie begründet ist. Ontologisch impliziert der Satz das Kausalitätsprinzip: Alles, was geschieht, hat einen Grund, eine Ursache. Der Satz 'Die Frau lässt ihre Gründe nicht sehen' lässt zumindest die Möglichkeit offen, dass sie das ohne ersichtlichen Grund tut. Der Satz in der Formulierung Nietzsches 'Sie hat Gründe, ihre Gründe nicht sehen zu lassen' anerkennt zwar die Gültigkeit des Satzes vom Grund, diskreditiert ihn aber zugleich: Die Frau weigert sich, die Gründe offenzulegen. Aber 'begründen' heißt nichts anderes als 'die Gründe offenlegen'. Für die Philosophie, der der Satz vom Grund als Grundsatz gilt, ist Nietzsches Satz von der Wahrheit als einer Frau, die Gründe hat, ihre Gründe nicht sehen

---

[43] M. Heidegger: Vom Wesen des Grundes, in: Wegmarken [= Gesamtausgabe, I. Abt., IX] (Frankfurt am Main 1976) 127. Zur Geschichte vgl. Hans-Jürgen Engfer: Principium rationis sufficientis, in: Historisches Wörterbuch der Philosophie, VII (Basel 1989) 1325-1336.

zu lassen, ein Ärgernis, denn er ist Verzicht auf Wahrheit, Verzicht auf Rationalität und damit in letzter Konsequenz Verzicht auf Philosophie.

Lesen wir weiter: «Vielleicht ist ihr Name, griechisch zu reden, Baubo? …» Βαυβώ ist sowohl das griechische Wort für den weiblichen Schoß, die «Leibeshöhle»[44] oder Vulva, als auch eine Figur der griechischen Mythologie, die die Personifikation der Vulva darstellt. Βαυβώ ist eine Amme der Demeter, der griechischen Göttin der Fruchtbarkeit, Demeter ist eine Geliebte des Zeus, der mit ihr eine Tochter hatte, Persephone, die durch Hades, den Gott der Unterwelt, geraubt wird. Die um ihr Kind trauernde Mutter wird von Βαυβώ getröstet, die ihre Vulva entblößt.[45] Mit dem Entblößen der Vulva, das als augenfällige Aufforderung zum Geschlechtsverkehr gedeutet werden kann, verweist Βαυβώ auf die weibliche Fruchtbarkeit und auf die Geburt neuen *Lebens* – dieses Wort hebt Nietzsche im darauffolgenden Satz typographisch hervor: «Oh diese Griechen! Sie verstanden sich darauf, zu l e b e n».

Nach dieser Analyse der beiden Sätze Nietzsches, nämlich 1) «Vielleicht ist die Wahrheit ein Weib, das Gründe hat, ihre Gründe nicht sehen zu lassen?» und 2) «Vielleicht ist ihr Name, griechisch zu reden, Baubo? …», zeigt sich eine vordergründige Unstimmigkeit in der Argumentation, denn Βαυβώ lässt ihre Gründe ja sehen, indem sie ihre Vulva zeigt. Ob sie dafür Gründe hat oder nicht, interessiert nicht. Sie tut es einfach. Das Zeigen der Vulva ist kein rationales Begründen mehr. Aber das Zeigen wird unmittelbar verstanden. Gezeigt wird der Körper als Quelle der Lust, und zwar geschlechtlicher Lust, und die Ewigkeit des Lebens in immer wieder neuer Geburt aus dem weiblichen Schoß.

Degas' Bild «Nu de femme» lässt sich als die Wahrheit lesen, die auf Griechisch Βαυβώ heißt. Nicht von ungefähr ist die optische Mitte des Bildes jener Schnittpunkt der Leisten- und Oberschenkellinien: die Vulva. Der gelbe Vorhang ist so weit zurückgezogen, dass die nackte Wahrheit sich zeigen kann.

---

44 Vgl. Empedokles: 31 B 153 Diels/Kranz.
45 Vgl. Art. Baubo, in: Der Kleine Pauly. Lexikon der Antike, I (München 1979) 843-845; Fritz Graf: Baubo, in: Der Neue Pauly. Enzyklopädie der Antike, II (Stuttgart, Weimar 1997) 499; Monika Gsell: Die Bedeutung der Baubo. Kulturgeschichtliche Studien zur Repräsentation des weiblichen Genitales (Frankfurt am Main, Basel 2001) 31-47 (zu Nietzsche: S. 43-44).

Ἀλήθεια

Wahrheit heißt auf Griechisch Ἀλήθεια. Liegt vor uns also Βαυβώ als Ἀλήθεια? Das ἀ von ἀλήθεια ist ein *alpha privativum*, das unserem 'un-' oder 'ent-' entspricht. Die λήθεια ist eine Substantivierung aus dem Partizip Perfekt Passiv von λανθάνω, verbergen, verhüllen, verdecken: λῆθος, das Verborgene, Verhüllte, Verdeckte. Ἀλήθεια ist also Unverborgenheit, Unverhülltheit, Unverdecktheit. Ἀλήθεια, Wahrheit in ihrem ursprünglichen Sinn, ist also Nacktheit. Heidegger deutet das *alpha privativum* als 'beraubendes' Präfix:

> Das Unverborgene muß einer Verborgenheit entrissen werden, dieser in gewissem Sinne geraubt werden. [...] Wahrheit bedeutet anfänglich das einer Verborgenheit Abgerungene. Wahrheit ist also Entringung jeweils in der Weise der Entbergung. Die Verborgenheit kann dabei verschiedener Art sein: Verschließung, Verwahrung, Verhüllung, Verdeckung, Verschleierung, Verstellung.[46]

Heidegger hat die ἀλήθεια als einen «Grundzug des Seins» bezeichnet,[47] der in der Geschichte der abendländischen Philosophie eher verborgen als enthüllt wurde, indem sie das Seiende in den Blick nahm und darüber das Sein dieses Seienden übersah, vergaß, im Dunkeln und Verborgenen ließ: «Die Unverborgenheit des Seienden, die ihm gewährte Helle, verdunkelt das Licht des Seins.»[48] Indem die ἀλήθεια «Un-Verborgenheit des Seienden bringt, stiftet sie erst Verborgenheit des Seins».[49] Solange wir also in Degas' Nackter bloß eine nackte Frau sehen, ein Seiendes in seiner Unverborgenheit – obwohl wir ja von Magritte wissen, ceci n'est pas une femme nue –, übersehen wir das Sein als die Wahrheit dieses Seienden. Wir müssen über die verhüllende Unverhülltheit der Nackten hinwegsehen, um zu sehen, was Degas' Bild uns zeigt. Das mag zunächst unverständlich erscheinen. Ich will das – einen Gedanken aus Hegels Sprachreflexionen in der *Phänomenologie des Geistes* aufgreifend – mit einer Analogie aus dem Bereich des Hörens verdeutlichen. Wenn ich die

---

[46] M. Heidegger: Platons Lehre von der Wahrheit, in: Wegmarken [= Gesamtausgabe, I. Abt., IX] (Frankfurt am Main 1976) 223.
[47] M. Heidegger: Der Spruch des Anaximander, in: Holzwege [= Gesamtausgabe, I. Abt., V] (Frankfurt am Main 1977) 336.
[48] Ebd., 337.
[49] Ebd.

Wörter spreche 'Die Frau hat soeben ihre Morgentoilette gemacht', dann verstehen die Anwesenden den Satz zwar unmittelbar. Aber das Verstehen stellt sich nicht ein, indem sie konzentriert auf die Artikulation der Wörter hören, sondern indem sie in ihrem Hören die sinnlich-lautliche Qualität der Wörter über-hören.[50]

'Entbergung' ist für Heidegger Ἀλήθεια[51] und 'Lichtung'.[52] Ἀλήθεια ist, wie Heidegger in seiner Auslegung des Lehrgedichts des vorsokratischen Philosophen Parmenides bemerkt, eine Göttin[53] – eine Frau, die, so Parmenides, dem Jüngling «der wohlgerundeten Wahrheit unerschütterlich Herz» zeigt.[54] Die Wahrheit als das aus der Verbergung Entborgene zeigt sich in dem Licht, das auf es fällt. Was Degas zeigt, ist also nicht nur die De-objektivierung der Frau (was man durchaus als radikalen Feminismus deuten könnte), sondern eine De-objektivierung der Wahrheit. Die Wahrheit ist nicht ein Objekt, das von einem Subjekt erkannt wird, sondern sie ist selbst ein Subjekt, das sich zeigt. Das heißt, Wahrheit ist unverfügbar, wir können sie nicht besitzen – wie wir auch unseren Körper nicht 'besitzen' können. Im Lichtungsprozess der ἀλήθεια ereignet sich ihre Befreiung. «Das Lichten», schreibt Heidegger in seiner Auslegung des Aletheia-Fragments von Heraklit, einem anderen vorsokratischen Denker, «gewährt das Scheinen, gibt Scheinendes in ein Erscheinen frei. Das Freie ist der Bereich der Unverborgenheit.»[55] «Das Wesen der Wahrheit enthüllt sich als Freiheit.»[56] «Lichten ist somit mehr als nur Erhellen, mehr auch als Freilegen. Lichten ist das sinnend-versammelnde Vorbringen ins Freie, ist Gewähren von Anwesen.»[57] Vielleicht lässt sich Degas' künstlerisches Selbstverständnis so beschreiben: Er stellt die Wahrheit ins Licht des Bildes und gewährt ihr jene Anwesenheit, in der sie als Anwesende er-

---

50   G. W. F. Hegel: Phänomenologie des Geistes = Werke in zwanzig Bänden (Frankfurt am Main 1970) III 376; dazu: Josef Simon: Das Problem der Sprache bei Hegel (Stuttgart, Berlin, Köln, Mainz 1966) 125.
51   M. Heidegger: Logos (Heraklit, Fragment 50), in: Vorträge und Aufsätze [= Gesamtausgabe, I. Abt., VII] (Frankfurt am Main 2000) 225.
52   M. Heidegger: Aletheia (Heraklit, Fragment 16), in: ebd., 266.
53   M. Heidegger: Moira (Parmenides, Fragment VIII, 34-41), in: ebd., 252.
54   Parmenides fr. 1,22-30 Diels/Kranz, zit. Z. 29.
55   M. Heidegger: Aletheia, 266.
56   M. Heidegger: Vom Wesen der Wahrheit, 192.
57   M. Heidegger: Aletheia, 283; vgl. auch Moira, 255.

scheint. Nicht mehr und nicht weniger. Das Gewähren von Anwesenheit bildet vielleicht die Voraussetzung für die Sicht auf die Wahrheit als die Unverborgenheit, bietet aber keine Gewähr für das, was wir als Erkenntnis der Wahrheit zu bezeichnen pflegen. Denn: «Das Sichentbergen liebt das Sichverbergen» – so übersetzt Heidegger Heraklits φύσις κρύπτεσθαι φιλεῖ, die Natur versteckt sich gern – um die Einheit und Identität von Verbergung und Entbergung aufzuzeigen.[58] Degas' Kunstverständnis, das er in der Formel «die Wahrheit verzaubern, ihr den Schein des Wahnsinns verleihen»[59] zum Ausdruck brachte, klingt wie ein Echo des Heraklit-Wortes. Verzauberung der Wahrheit, Irrationalisierung des Rationalen ist ein Verbergen, Verfremden, um sich auf diesem Weg dem Eigentlichen und Wahren zu nähern. Degas' Nackte liegt enthüllt vor uns, doch in ihrer Hüllenlosigkeit verbirgt sie ihre Geschichte, wie wir oben in dem Versuch, das Bild zu deuten, erfahren haben. Und vor diesem Hintergrund ist Nietzsches Satz, dass Βαυβώ, die ja in offenster Weise ihre Gründe zeigt, vielleicht die Wahrheit ist, die ihre Gründe nicht sehen lässt. «Das Sichentbergen liebt das Sichverbergen».[60] «Die Unverborgenheit braucht die Verborgenheit.»[61] Und die nackte Ἀλήθεια, d.h. der nackte Körper, der die Wahrheit verkörpert und auf diese Weise zugleich zeigt und verbirgt, ist deshalb auch nicht der «Schüssel, der alle Rätsel des Denkens aufschließt», sondern «das Rätsel selbst – die Sache des Denkens»,[62] der sich Philosophie, Religion und Kunst auf ihre je eigene Weise widmen.

---

58 M. Heidegger: Aletheia, 277-279; vgl. auch: Vom Wesen und Begriff der Physis, in: Wegmarken [= Gesamtausgabe, I. Abt., IX] (Frankfurt am Main 1976) 300-301.
59 Degas an de Valernes, Paris, 26. Oktober [1890], zit. W. Schmid: Wege zu Edgar Degas, 117.
60 M. Heidegger: Aletheia, 278.
61 M. Heidegger: Logos, 226.
62 M. Heidegger: Hegel und die Griechen, in: Wegmarken [= Gesamtausgabe, I. Abt., IX] (Frankfurt am Main 1976) 440.

Personenregister

Adam 118
Adriani, Götz 183
Apponyi von Nagyappony, Albert 158
Aristoteles 9, 173
Atkinson, Jane 109
Augustinus 112, 120

Bacon, Francis 174
Baer, Josette 8, 147
Bardot, Brigitte 69
Bateson, Gregory 109
Baubo 186-189, 191
Benedikt XVI. 120
Berthold, Jürg 7, 121
Bilz, Eduard 45
Biro, Peter 7, 15
Bleuler, Eugen 48
Böhme, Jakob 113
Bourdieu, Pierre 89-91
Brupbacher, Fritz 54-55
Buttlar, Eva von 118

Cameron, James 111
Canguilhem, Georges 121, 124, 132-133
Chanut, Pierre 132
Cicero 148
Csordas, Thomas 90

Damasio, Antonio R. 122
Darwin, Charles 22, 24, 26, 45
Deák, Ferenc 158
Degas, Edgar 8, 173-185, 187-191
Delacroix, Eugène 148-149
Della Porta, Giambattista 43
Demeter 188

Descartes, René 10, 121-122, 124, 132, 174
Desjarleis, Robert 95-96
Douglas, Mary 89
Durkheim, Émile 94

Egli, Werner M. 7, 87
Eigner, Dagmar 99-100
Ekström, Hjalmar 116
Eliade, Mircea 94
Eötvös, Loránd 158
Escholier, Raymond 149
Eva 114, 118

Fanconi, Guido 48, 50, 60-63
Feer, Emil 47-48, 54, 58-59
Finkelstein, Heinrich 50
Forel, Auguste 48
Franz Joseph I. 155
Freud, Sigmund 50
Freund, Walther 50

Gadamer, Hans-Georg 132
Gaenzle, Martin 97-98
Gall, Franz-Josef 44-45
Gichtel, Johann Georg 113, 115
Goffman, Erving 109
Graber, Johann Georg 115
Grünwald, Béla 158
Guyon, Jeanne Marie, geb. Bouvier de la Motte 116
Gyllenswärd, Curt 62

Haeckel, Ernst 23
Hamayon, Roberte 94
Hardman, Charlotte 96
Hečko, Pavel 168

Hegel, Georg Wilhelm
    Friedrich   10-11, 176, 189
Heidegger, Martin   123-124,
    173-174, 176, 189-191
Hengartner, Judith   99
Heraklit   190-191
Hesiod   119
Hesse, Hermann   112
Hobbes, Thomas   150-151
Hodžová, Marína   162
Hofmann, Werner   183
Hollar, Wenceslaus   150
Husserl, Edmund   89

Ibrahim, Jussuf   54, 56-57
Israeli, Isaak   173

Janniot, Georges   183
Jesus Christus   116-119, 173
Johannes (Evangelist)   118, 173

Karabelnik, Marianne   178-179
Kossuth, Lajos   156
Kremer, Jürgen   102

Lavater, Johann Caspar   44
Lay, Barbara   7, 65
Leistle, Bernhard   101-102
Lévi-Strauss, Claude   88, 94, 96-98
Liem, K. F.   24
Lilly, D. M.   36
Lombroso, Cesare   45, 47
Loren, Sophia   69

MacMaster, Juliet   44
Magritte, René   180, 189
Malebranche, Nicolas   124
Markus (Evangelist)   175
Maróthy-Šoltésová, Elena   150,
    152-153, 164-165, 168, 170
Marti, Kurt   111
Masaryk, Thomas G.   154
Masaryková, Alice   170

Matthäus (Evangelist)   175
Mauss, Marcel   88, 91
Melissos aus Samos   9, 13
Merleau-Ponty, Maurice   89-91
Monroe, Marilyn   69
Moore, George   182
Morel, Bénédict Augustin   52
Moser, Tilmann   120

Nancy, Jean-Luc   7, 121, 124-131,
    133-134
Nicoletti, Martino   98-100
Nietzsche, Friedrich   111, 114,
    173-174, 176, 184-188, 191
Nightingale, Florence   117

Paracelsus (Theophrastus
    von Hohenheim)   113
Parmenides   9, 190
Pascal, Blaise   87
Paulíny-Tóth, Viliam   164
Paulus (Apostel)   119
Persephone   188
Peters, Uwe Henrik   62
Pietor, Ambro   163-164
Pilatus, Pontius   173
Platon   112, 119

Riedl, Rupert   31
Rimbaud, Arthur   132
Ripa, Cesare   185
Ritzmann, Iris   7, 43
Rother, Wolfgang   8-9, 173
Ruppeldtová, Klema   164

Sappho   119
Seidel, J. Jürgen   7, 111
Sickert, Walter   183
Staal, Frits   108
Stillwell, R. H.   36

Tertullian   112
Thielicke, Helmut   116

Thomas (Jünger Jesu) 173
Thomas von Aquin 173
Tiele-Winckler, Eva von 117
Timotheus (Mitarbeiter
 des Apostels Paulus) 119
Tkadlečková-Vantuchová,
 Jarmila 160
Turner, Victor 99
Twiggy (Lesley Lawson,
 geb. Hornby) 69

Vajanský, Svetozár Hurban 168-170
Valéry, Paul 7, 135-145
Vavricka, Stephan 7, 33
Vogel, Christina 7, 135
Votrubová, Štefana 160

Wallgren, Arvid 60-63
Wehrli, Ursus 108
Wissenden, B. D. 24

Zeus 188

Autorinnen und Autoren

Josette BAER, PD Dr. phil., Privatdozentin für Politische Theorie mit Schwerpunkt Osteuropa. – Universität Zürich, Philosophisches Seminar, Zürichbergstrasse 43, 8044 Zürich.

Jürg BERTHOLD, PD Dr. phil., Privatdozent für Philosophie. – Universität Zürich, Philosophisches Seminar, Zürichbergstrasse 43, 8044 Zürich.

Peter BIRO, Prof. Dr. med., Titularprofessor für Anästhesiologie. – Universitätsspital Zürich, Institut für Anästhesiologie, Rämistrasse 100, 8091 Zürich.

Werner M. EGLI, Prof. Dr. phil., Titularprofessor für Ethnologie. – Universität Zürich, Ethnologisches Seminar, Andreasstrasse 15, 8050 Zürich. – Universität Luzern, Ethnologisches Seminar, Frohburgstrasse 3, 6002 Luzern.

Barbara LAY, PD Dr. sc. hum., Privatdozentin für Psychologie unter besonderer Berücksichtigung der psychiatrischen Epidemiologie. – Psychiatrische Universitätsklinik Zürich, Forschungsbereich Klinische und Soziale Psychiatrie, Militärstrasse 8, 8021 Zürich.

Iris RITZMANN, PD Dr. med et lic. phil., Privatdozentin für Medizingeschichte. – Universität Zürich, Medizinhistorisches Institut und Museum, Hirschengraben 82, 8001 Zürich.

Wolfgang ROTHER, Prof. Dr. phil., Titularprofessor für Philosophie unter besonderer Berücksichtigung der Geschichte der Philosophie, Universität Zürich, Philosophisches Seminar, Zürichbergstrasse 43, 8044 Zürich. – Verlag Schwabe, Steinentorstrasse 13, 4010 Basel.

J. Jürgen SEIDEL, Prof. Dr. theol., Titularprofessor für neuere Kirchengeschichte, insbesondere Kirchengeschichte der Schweiz. – Forschungsstelle zur Geschichte des radikalen Pietismus, Stöckenstrasse 13, 8903 Birmensdorf.

Stephan VAVRICKA, PD Dr. med., Privatdozent für Innere Medizin. – Leiter der Abteilung für Gastroenterologie und Hepatologie, Stadtspital Triemli, Birmensdorferstrasse 497, 8063 Zürich.

Christina VOGEL, Prof. Dr. phil., Titularprofessorin für Romanische Literaturwissenschaft, insbesondere französische und rumänische Literatur. – Universität Zürich, Romanisches Seminar, Zürichbergstrasse 8, 8032 Zürich.

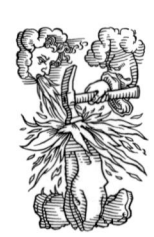

Das Signet des 1488 gegründeten
Druck- und Verlagshauses Schwabe
reicht zurück in die Anfänge der
Buchdruckerkunst und stammt aus
dem Umkreis von Hans Holbein.
Es ist die Druckermarke der Petri;
sie illustriert die Bibelstelle
Jeremia 23,29: «Ist nicht mein Wort
wie Feuer, spricht der Herr,
und wie ein Hammer, der Felsen
zerschmettert?»